長生きできる町

近藤克則

角川新書

はじめに

私が日本老年学的評価研究（ＪＡＧＥＳ＝ジェイジズ）プロジェクトを立ち上げたのは、いまから約20年前のことです。

転ぶ高齢者が4倍多いまちがある、要介護認定を受ける確率が5倍も高い人たちがいる――。そんな健康格差が日本にもあることがわかったので、その要因を解明して、健康長寿社会づくりに寄与したいと考えました。

設立当初は、とても小さいプロジェクトでした。やがて多くの市町村と大学の研究者とネットワークができて、ＷＨＯ（世界保健機関）とも共同研究を行うようになりました。これまで調査に協力してくださった高齢者は、延べ50万人にも上ります。

調査を進めていくと、健康格差は、本人の努力だけでなく、環境に左右されているものも大きいこと、あるいは、子どものときの貧困も大きな影響を及ぼしていることなどがわかってきました。

一方で健康寿命を延ばすためには、スポーツや趣味、ボランティアなどの会やサークルなど、社会活動に参加することが効果的であることも判明しました。

スポーツが健康にいいことは、多くの人が知っていることでしょうが、スポーツをする人が多いまちに暮らし、スポーツを見ていたり支えたりするだけでも、健康状態が良くなる可能性も見えてきました。

これらの調査結果を組み合わせると、健康に良い社会環境づくり「0次予防」を進めれば、「暮らしているだけで長生きできるまち」が実現できそうだとわかってきました。

研究だけでは社会は変えられません。そこで、行政と共同し、ボランティアと一緒に高齢者の「通いの場」をつくり、運営を支援して、効果を検証しました。

厚生労働省は、そんな取り組みの展開を決めましたが、全国に20万カ所以上となると行政と一部のボランティアだけでは間に合いません。NPOや企業、メディアの参加・協力が必要です。目指すのは誰もが参加しやすく居場所や役割がある生涯現役・健康長寿・地域共生社会づくりです。その実現は、みんなを幸せにします。高齢者は健康長寿、ボランティアは役割を得て生涯現役、子世代は介護離職せずに済み、保険者は給付額が減って財政改善、事業者には新しいマーケットや役割が生まれます。

本書で健康格差や社会環境の重要性、0次予防について理解を深めていただき、一人でも多くの人が生涯現役・健康長寿・地域共生社会づくりのための行動を起こしていただくきっかけになれば、幸いです。

日本老年学的評価研究（ＪＡＧＥＳ）機構代表理事
千葉大学予防医学センター教授
国立長寿医療研究センター老年学・社会科学研究センター老年学評価研究部長
近藤克則

目次

第1章　健康格差はここまで広がっている

■健康で長生きできる都道府県ランキング

厚生労働省の簡易生命表によると、いまから50年ほど前の１９６５年、日本の平均寿命は男性が67・74歳、女性が72・92歳でした。それが２０１７年には、男性が81・09歳、女性が87・26歳となりました。15年近くも寿命が延びたのです。

長生きできるようになったことは、とてもうれしいことですが、平均寿命だけでは判断できません。介護が必要になったり、認知症になったりする人が増えてきたからです。せっかく、寿命が延びても、元気でなければ人生を楽しむことができません。そこで、最近注目されているのが健康寿命です。

厚生労働省のデータによると、２０１６年時点の日常生活に制限のない期間、つまり健康寿命は、男性が72・14歳、女性が74・79歳でした。２０１７年の平均寿命と差し引きすると、男性は8・95歳、女性は12・47歳の差があることがわかります。

この期間は、日常生活に何らかの制限があることを意味します。

健康寿命は、2010年と比較して、男性が1・72年、女性が1・17年延びています。同じ期間に延びた平均寿命は、男性で1・43年、女性で0・84年ですから、平均寿命に占める健康寿命の割合は、若干、大きくなったと言えます。

この健康寿命を都道府県別に見ると、地域によって差があることがわかります。図表1は、2010年時点と2016年時点の健康寿命を都道府県別にまとめたものです。

たとえば、男性の健康寿命を見ると、**1位の山梨県は2016年時点で73・21歳ですが、最下位の秋田県は71・21歳と、住んでいる地域によって2歳の違いがある**ことがわかります。

一方で女性の1位は愛知県の76・32歳ですが、最下位の広島県は73・62歳で2・7歳の差があります。

この差はどこから生じてくるのでしょうか。

厚生労働省の見解では、一般的に、健康寿命が高い地域の住民は、栄養、運動、休養、

図表1-1　健康寿命　都道府県別ランキング（男性）

順位	都道府県名	2016年	2010年	順位	都道府県名	2016年	2010年
1	山梨	73.21	71.20	25	北海道	71.98	70.03
2	埼玉	73.10	70.67	25	沖縄	71.98	70.81
3	愛知	73.06	71.74	27	広島	71.97	70.22
4	岐阜	72.89	70.89	28	岩手	71.85	69.43
5	石川	72.67	71.10	28	京都	71.85	70.40
6	静岡	72.63	71.68	30	長崎	71.83	69.14
7	山形	72.61	70.78	31	三重	71.79	70.73
8	富山	72.58	70.63	32	熊本	71.75	70.58
9	茨城	72.50	71.32	33	島根	71.71	70.45
10	新潟	72.45	69.91	34	鳥取	71.69	70.04
10	福井	72.45	71.11	35	青森	71.64	68.95
12	宮城	72.39	70.40	36	佐賀	71.60	70.34
13	千葉	72.37	71.62	37	福島	71.54	69.97
13	香川	72.37	69.86	37	岡山	71.54	69.66
15	鹿児島	72.31	71.14	37	大分	71.54	69.85
16	神奈川	72.30	70.90	40	大阪	71.50	69.39
16	滋賀	72.30	70.67	41	福岡	71.49	69.67
18	山口	72.18	70.47	42	奈良	71.39	70.38
19	栃木	72.12	70.73	43	高知	71.37	69.12
20	長野	72.11	71.17	44	和歌山	71.36	70.41
21	兵庫	72.08	69.95	45	徳島	71.34	69.90
22	群馬	72.07	71.07	46	愛媛	71.33	69.63
23	宮崎	72.05	71.06	47	秋田	71.21	70.46
24	東京	72.00	69.99				

※出典：厚生労働省・第11回健康日本21（第二次）推進専門委員会資料（2018年3月9日）
※2016年の健康情報は、国民生活基礎調査が熊本地震により熊本県を調査していないため、熊本県の2016年は2013年のデータ。

図表1-2　健康寿命　都道府県別ランキング（女性）

順位	都道府県名	2016年	2010年	順位	都道府県名	2016年	2010年
1	愛知	76.32	74.93	25	宮崎	74.93	74.62
2	三重	76.30	73.63	26	香川	74.83	72.76
3	山梨	76.22	74.47	27	長野	74.72	74.00
4	富山	75.77	74.36	28	長崎	74.71	73.05
5	島根	75.74	74.64	29	埼玉	74.67	73.07
6	栃木	75.73	74.86	30	福岡	74.66	72.72
7	岐阜	75.65	74.15	31	神奈川	74.63	74.36
8	茨城	75.52	74.62	32	愛媛	74.59	73.89
9	鹿児島	75.51	74.51	33	秋田	74.53	73.99
10	沖縄	75.46	74.86	34	岩手	74.46	73.25
11	新潟	75.44	73.77	34	大阪	74.46	72.55
12	大分	75.38	73.19	36	宮城	74.43	73.78
13	静岡	75.37	75.32	37	和歌山	74.42	73.41
14	福井	75.26	74.49	38	熊本	74.40	73.84
15	群馬	75.20	75.27	39	東京	74.24	72.88
16	石川	75.18	74.54	40	兵庫	74.23	73.09
16	山口	75.18	73.71	41	鳥取	74.14	73.24
18	千葉	75.17	73.53	42	奈良	74.10	72.93
18	高知	75.17	73.11	43	滋賀	74.07	72.37
20	青森	75.14	73.34	44	徳島	74.04	72.73
21	岡山	75.09	73.48	45	京都	73.97	73.50
22	佐賀	75.07	73.64	46	北海道	73.77	73.19
23	山形	75.06	73.87	47	広島	73.62	72.49
24	福島	75.05	74.09				

※出典：厚生労働省・第11回健康日本21（第二次）推進専門委員会資料（2018年3月9日）
※ 2016年の健康情報は、国民生活基礎調査が熊本地震により熊本県を調査していないため、熊本県の2016年は2013年のデータ

図表2-1　都道府県別の「がん」「心疾患」の死亡率(人口10万人対比)

	悪性新生物（がん）				心疾患			
	男		女		男		女	
	率	順位	率	順位	率	順位	率	順位
全国	165.3	①	87.7	①	65.4	②	34.2	②
北海道	184.6	4	99.5	2	64.4	25	34.5	21
青森	201.6	1	103.0	1	76.8	6	36.6	16
岩手	167.3	16	90.3	9	80.5	2	37.9	10
宮城	160.5	30	84.5	29	65.1	22	30.9	36
秋田	185.8	2	97.7	3	64.6	23	29.6	41
山形	162.5	25	81.8	37	66.6	18	31.4	35
福島	165.5	19	89.9	10	79.2	4	41.1	4
茨城	172.9	9	90.6	8	66.0	20	37.3	14
栃木	163.5	22	85.1	26	78.0	5	39.3	5
群馬	161.9	26	84.4	30	71.0	11	36.6	15
埼玉	164.6	21	87.4	17	71.6	10	38.9	8
千葉	159.3	37	85.1	28	81.0	1	41.3	3
東京	163.0	24	88.9	13	64.3	26	32.2	31
神奈川	159.4	35	89.6	11	64.5	24	31.5	34
新潟	168.5	15	83.0	33	60.7	36	29.0	44
富山	170.2	13	84.4	31	55.8	43	27.3	46
石川	163.0	23	87.6	15	60.1	37	32.9	27
福井	150.5	45	86.6	21	61.6	32	33.0	25
山梨	152.9	43	86.1	23	54.3	44	29.5	42
長野	132.4	47	76.6	46	60.8	35	28.3	45
岐阜	160.8	28	86.7	19	67.6	17	34.8	20
静岡	158.0	39	81.3	38	62.7	29	32.5	29
愛知	159.4	36	89.4	12	52.6	45	31.8	33
三重	160.7	29	81.1	39	62.8	28	32.4	30
滋賀	149.1	46	82.9	34	62.9	27	33.8	22
京都	159.5	34	85.1	27	69.6	16	37.6	11
大阪	181.3	5	93.0	5	72.9	9	37.6	12
兵庫	167.3	17	88.7	14	59.4	39	33.2	24
奈良	160.0	32	82.3	35	73.5	8	39.1	7
和歌山	176.2	6	86.7	20	74.5	7	42.1	2
鳥取	185.8	3	87.1	18	58.3	40	30.1	40
島根	172.6	12	79.7	43	56.0	42	30.3	38
岡山	156.7	40	75.2	47	66.3	19	32.7	28
広島	158.0	38	82.1	36	65.6	21	35.7	19
山口	167.0	18	91.7	6	70.8	13	38.3	9
徳島	160.1	31	78.1	45	61.6	31	33.0	26
香川	159.6	33	79.1	44	69.8	15	39.3	6
愛媛	169.0	14	80.8	41	80.3	3	42.8	1
高知	172.7	11	83.8	32	70.1	14	35.7	18
福岡	175.0	7	93.7	4	42.3	47	23.9	47
佐賀	172.9	8	87.5	16	50.2	46	29.1	43
長崎	172.8	10	91.0	7	62.0	30	35.8	17
熊本	154.5	41	81.0	40	57.3	41	32.2	32
大分	151.0	44	80.3	42	61.0	34	30.3	39
宮崎	165.1	20	86.1	24	71.0	12	37.5	13
鹿児島	161.4	27	85.6	25	60.0	38	33.7	23
沖縄	153.0	42	86.2	22	61.5	33	30.5	37

※出典：厚生労働省「2017年人口動態統計特殊報告」から作成。都道府県ごとの年齢構成の違いを調整したデータ。

（網掛け）は死亡率が高い5つの都道府県

図表2-2　都道府県別の「脳血管疾患」「糖尿病」の死亡率(人口10万人対比)

	脳血管疾患				糖尿病			
	男		女		男		女	
	率	順位	率	順位	率	順位	率	順位
全国	37.8	④	21.0	④	5.5		2.5	
北海道	34.7	35	21.0	23	5.8	25	3.2	4
青森	52.8	1	28.2	3	9.3	2	3.7	2
岩手	51.8	3	29.3	1	6.2	15	2.7	14
宮城	43.0	13	23.7	11	4.5	39	1.8	42
秋田	52.2	2	26.9	7	5.8	22	2.9	10
山形	43.8	10	27.4	5	3.6	46	1.8	45
福島	43.7	11	27.4	6	6.6	11	2.9	9
茨城	46.0	6	24.9	10	6.6	8	3.2	5
栃木	49.1	4	28.5	2	6.0	20	2.5	22
群馬	39.5	18	23.5	12	6.6	10	2.5	24
埼玉	36.7	28	20.9	25	5.8	23	2.7	15
千葉	35.8	31	21.7	20	4.8	34	2.3	27
東京	35.7	33	19.4	33	5.5	29	2.3	28
神奈川	36.6	29	19.0	38	3.8	45	1.9	41
新潟	47.7	5	25.4	9	4.6	37	2.2	31
富山	43.6	12	22.5	17	4.6	38	2.5	23
石川	36.0	30	21.9	19	4.9	33	1.9	38
福井	34.3	36	17.9	42	6.3	14	1.8	46
山梨	42.0	15	23.0	15	7.1	5	2.3	29
長野	41.0	16	22.2	18	5.1	31	2.1	33
岐阜	35.6	34	19.8	31	3.9	44	1.9	39
静岡	44.5	8	23.3	13	5.6	28	2.9	8
愛知	34.2	37	20.7	26	4.3	42	2.2	30
三重	37.1	26	23.1	14	6.5	13	2.9	11
滋賀	26.4	47	17.1	46	4.4	41	2.0	35
京都	33.1	44	18.8	40	4.0	43	2.3	26
大阪	33.2	43	16.6	47	6.0	21	2.8	13
兵庫	36.9	27	19.1	36	6.0	19	2.6	16
奈良	29.0	46	17.8	43	3.6	47	2.5	21
和歌山	32.4	45	19.5	32	4.9	32	2.4	25
鳥取	45.0	7	22.9	16	9.3	1	2.1	34
島根	38.5	20	21.3	21	4.8	35	1.7	47
岡山	35.8	32	21.0	24	5.8	24	2.0	36
広島	33.7	41	19.0	37	5.1	30	3.0	6
山口	37.9	23	21.2	22	6.6	9	2.0	37
徳島	40.3	17	20.1	29	6.1	16	2.8	12
香川	37.6	24	18.1	41	7.1	4	3.4	3
愛媛	38.6	19	20.0	30	6.1	18	1.8	43
高知	37.6	25	20.2	28	6.1	17	2.1	32
福岡	33.6	42	17.7	44	6.7	7	2.5	17
佐賀	38.4	21	20.7	27	6.6	12	2.5	19
長崎	34.0	39	19.3	34	4.5	40	1.8	44
熊本	33.9	40	19.2	35	4.6	36	1.9	40
大分	34.2	38	18.8	39	5.7	26	2.5	20
宮崎	42.2	14	26.3	8	5.6	27	2.5	18
鹿児島	44.1	9	27.5	4	7.2	3	2.9	7
沖縄	38.1	22	17.5	45	6.7	6	3.9	1

※出典：厚生労働省「2017年人口動態統計特殊報告」から作成。都道府県ごとの年齢構成の違いを調整したデータ。

(網掛け) は死亡率が高い5つの都道府県

死因別の死亡率についても都道府県により大きな格差がある。表は厚生労働省「2017年人口動態統計特殊報告」を基に作成したもので、都道府県ごとの年齢構成の違いを調整したデータだ。たとえば、悪性新生物(がん)の死亡率がもっとも高いのは男女ともに青森県。青森県は糖尿病でも男女ともに2位と高い。食習慣や生活習慣が大きく影響している可能性がある。

喫煙、飲酒などの生活習慣が良いことが考えられる、としています。また、経済的に余裕のある状態であること、気候が温暖であること、社会参加や地域のつながり、気持ちが前向きであること、保健予防施策や医療体制が充実していることなども挙げています。

■健康寿命を1歳以上延ばした足立区

同じ都道府県の中でも市区町村間の健康格差は小さくありません。たとえば、東京都足立《あだち》区は、2010年のデータで東京都の平均よりも健康寿命が約2歳短いことがわかりました。

この事実に衝撃を受けた足立区がさらに詳しく調べたところ、糖尿病をはじめとする生活習慣病が原因であることが判明しました。そこで足立区では、住んでいれば自ずと健康になれるまちを目指して、「もっと笑顔、もっと長寿 あだち元気プロジェクト（通称：元気プロ）」をスタートさせました。

その中で特に力を入れたのが、区民に多い糖尿病への対策です。「あだち ベジタベライフ～そうだ、野菜を食べよう～」を旗印にした野菜に関する取り組みです。野菜をおいしく食べるためのかんたんレシピなどを提供するとともに次のような店舗を「ベジタベライフ協力店」として登録し、区民が手軽に野菜を食べることができる工夫をしました。

〈ベジタベライフ協力店の条件〉
・野菜を販売しているお店
・野菜の惣菜《そうざい》を販売しているお店
・野菜たっぷりメニュー（野菜１２０グラム以上を目指す）を提供しているお店
・ベジ・ファーストメニュー（食前ミニサラダなど）を提供しているお店
・その他、野菜に関する取り組みを実施しているお店

登録店は２０１８年8月21日時点で６２２店に及びます。

このような取り組みをした結果、東京都平均との健康寿命の差が２０１０年の約２歳から２０１５年には、男性が１・66歳、女性が１・25歳まで、その差が縮まりました。

健康寿命に格差があるのは事実ですが、取り組みによって格差を縮められることがわかりました。

地域などによって、健康寿命になぜ差が出るのか、私たちが調査を重ねてきたデータを基に紹介していきましょう。

■4倍転びやすいまちがある

私たちの研究グループ「日本老年学的評価研究」、略称「JAGES（ジェイジズ）」の活動は、1999年にスタートしました。3、4年ごとに調査を積み重ね、2010年から全国展開をしました。調査に協力してくださった高齢者の数は2016年の時点で累計約50万人に及ぶ大規模なものです。対象は要介護認定を受けていない方々です。

この活動を進めていくにしたがって、地域によって、健康寿命になぜ差があるのか、その理由の一部が明らかになってきました。

その一つが社会参加でした。

社会参加とは、スポーツの会やボランティアのサークル、趣味関連のグループなど、地域で行われている活動への参加のことです。

それらに参加することが、健康寿命と大きくかかわりがありそうだということがわかってきたのです。

図表3は、要介護状態や認知症になりやすいリスク（危険）因子とスポーツの会参加割合の関係を調べたものです。縦軸に「食事の準備ができる」など5項目の手段的日常生活活動（ＩＡＤＬ）のうちいずれか一つでも自分でできないと答えた人の割合を示します。

ＩＡＤＬは、以下の五つの項目を自分でできるかどうかをお尋ねし、本人の回答をもとに判定します。

①バスや電車を使って一人で外出できますか
②日用品の買い物ができますか
③自分で食事の用意ができますか
④請求書の支払いができますか
⑤銀行預金、郵便貯金の出し入れが自分でできますか

五つの項目のうち、一つでもできないと答えた人の割合が縦軸です。

図表３　スポーツの会参加と IADL 低下（女性）

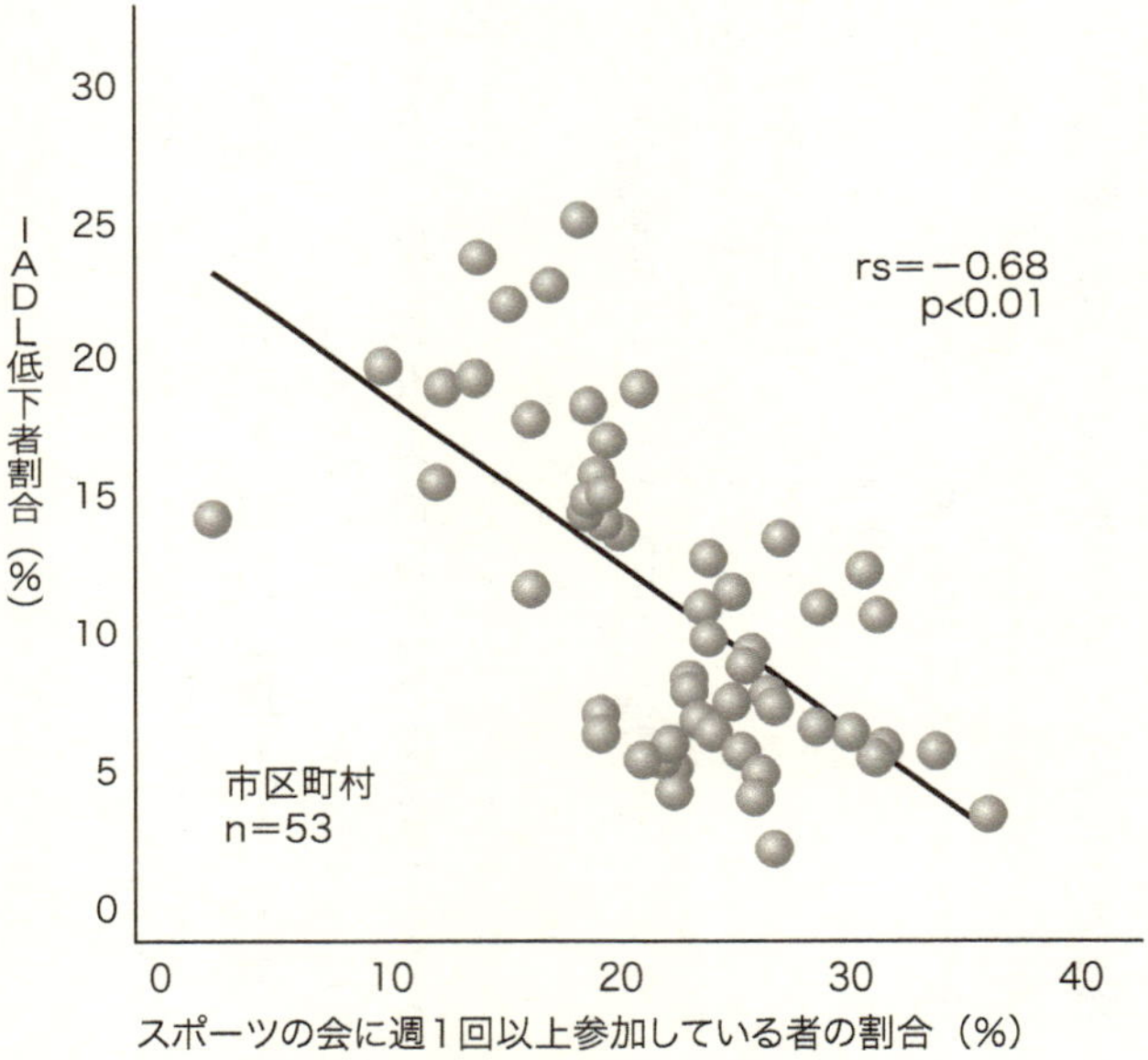

※出典：JAGES2010 調査データから作成。

言い換えると、図の上にいくほど、自分で身の回りのことができない人の割合が多い。この人たちを追跡調査すると認知症リスクが高い人だとわかっています。横軸には地域にあるスポーツの会に週に1回以上参加している人の割合をとりました。図の右にいくほど、スポーツの会に週1回以上参加している人の割合が増えていきます。

結果、この図から、スポーツの会に週1回以上参加している人の割合が多いまちほど、認知症リスクが低いことがわかります。

これでスポーツの会への参加が良さそうなことはわかりました。それがＩＡＤＬの低下、つまり認知症リスクに対してだけ影響するのか、健康の他の面にもかかわるのかを判断するため、いろいろな健康指標を用いて調べてみました。

その結果、わかったのが転倒、つまり転ぶ割合とも関係することです。図表４は、小学校区ごとの過去1年間に転んだことのある人の割合と、スポーツの会への参加者の割合の関係を示したものです。九つの自治体に協力してもらい、64の小学校区ごとで集計しました。

集計してみると、１年以内に転んだことのある人の割合が、最も低い地域は7・４％で

図表４　小学校区別転倒率とスポーツの会参加

対象：　６保険者（９自治体）の要支援・要介護認定を受けていない人で
郵送調査に回答した 29,117 人（回答率 62.3%）

転倒率：7.4%～ 31.1%と４倍以上の差。
スポーツ組織参加率と相関。

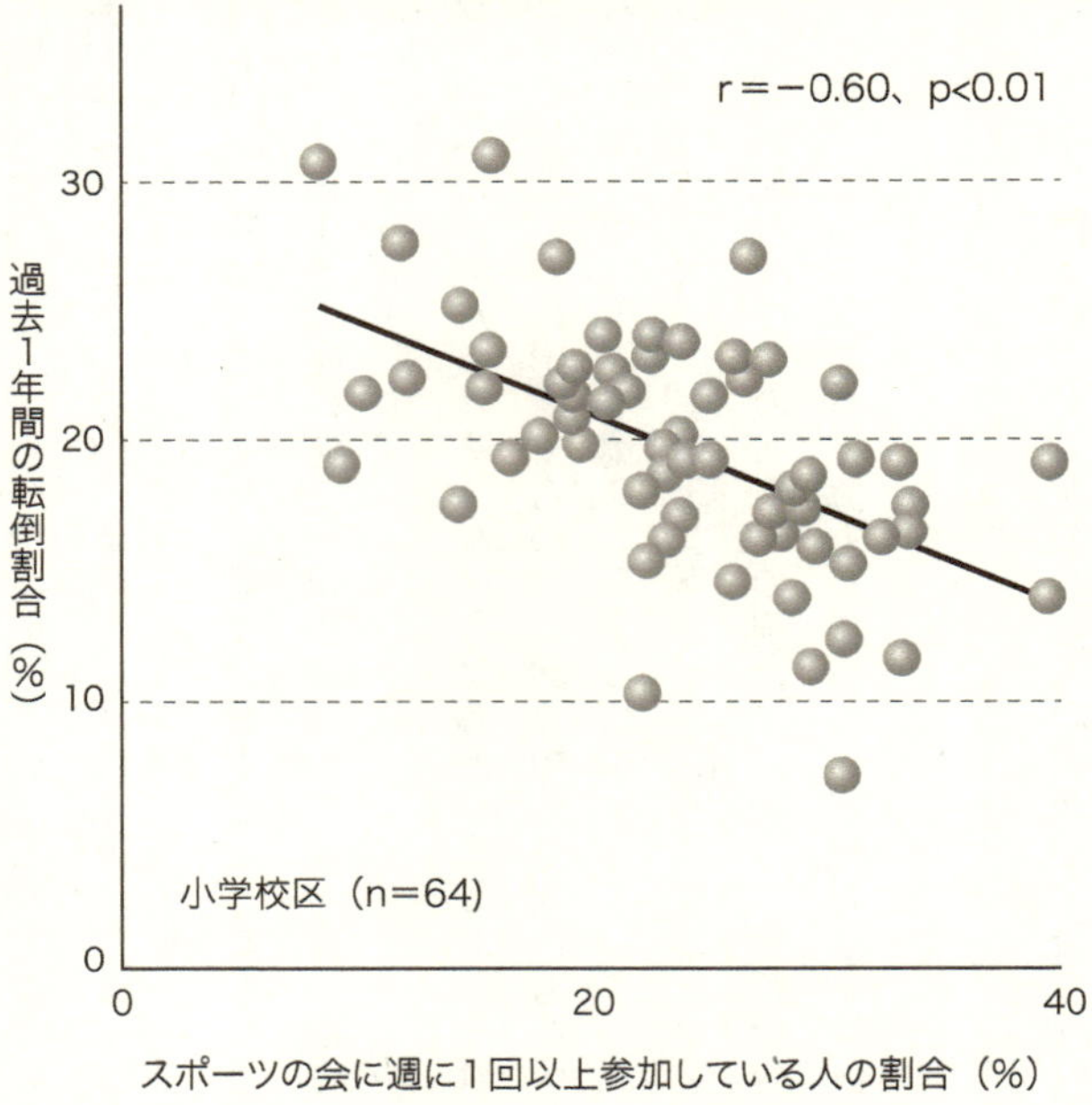

＊65 ～ 74 歳、ADL 自立者、鬱なしの者 16,102 人に限定。
出典：林尊弘・近藤克則ほか、厚生の指標 61（7）：1-7，2014

した。14人に１人が転んだことになります。

一方で、転んだ人が最も多い地域は、31・１％でした。３人に１人が転んでいたのです。「転んだ人が多い地域は、高齢化が進んでいるのではないか？」と考える人もいるかもしれません。しかし、このデータは、65～74歳の前期高齢者に限定していますから、地域の高齢化の違いではありません。**同じ日本人で同じ日本の中で生活をしているにもかかわらず、４倍、転びやすいまちがある**のです。

何度も転倒した人は骨折したり、そうでなくても寝たきりになったりしやすく、死亡率も高い傾向にあります。それがわかってきたので、予防に向けてどういう人が転びやすいのかが研究されてきました。

たとえば、筋力が低下した人、バランス（重心の取り方）の悪い人、歩くのが遅い人などは転びやすいことがわかってきました。

心理面に着目すると「また転ぶのではないか」と不安を持っている人は、外出を控え、やがて気持ちがふさぎ込み鬱《うつ》状態になります。

鬱状態になると閉じこもり、ますます体力や筋力、バランスも低下し転倒しやすくなります。悪循環です。

社会的な特徴に目を向けると、所得の低い人や教育を受けられなかった人、結婚していない人は、転倒や骨折をしやすかったりするから驚きます。そういう人ほど閉じこもりがちで、歩行量が少なく、鬱も多くなるからでしょう。

このように転びやすい「人」に着目する「虫の眼」(ミクロ・臨床)から「鳥の眼」(マクロ・社会医学)に視点を変えると、違う風景が見えてきたのです。転びやすい「まち」もあるのです。

スポーツや趣味を楽しみたい、グループに参加したいと思っても、身近にやっている人がいない、グループがないまちだと参加のきっかけがありません。続けるにも仲間が必要です。だからスポーツや趣味の会が身近に多くあって参加しやすいまちづくりが介護予防に重要なのです。

■鬱や認知症になりやすいまちもある

別の結果も紹介しましょう。図表5は、全国25自治体の協力を得て調査したものです。鬱の程度と趣味関係のグループへの参加者の割合を調べました。縦軸の「高齢者抑鬱尺

図表５　鬱と趣味関係のグループへの参加割合の関係

趣味関係のグループへの参加割合が高い地域ほど、
鬱得点（低いほど良い）の平均点が低い相関が認められた。

対象：JAGES 参加 25 自治体
JAGES2010 調査

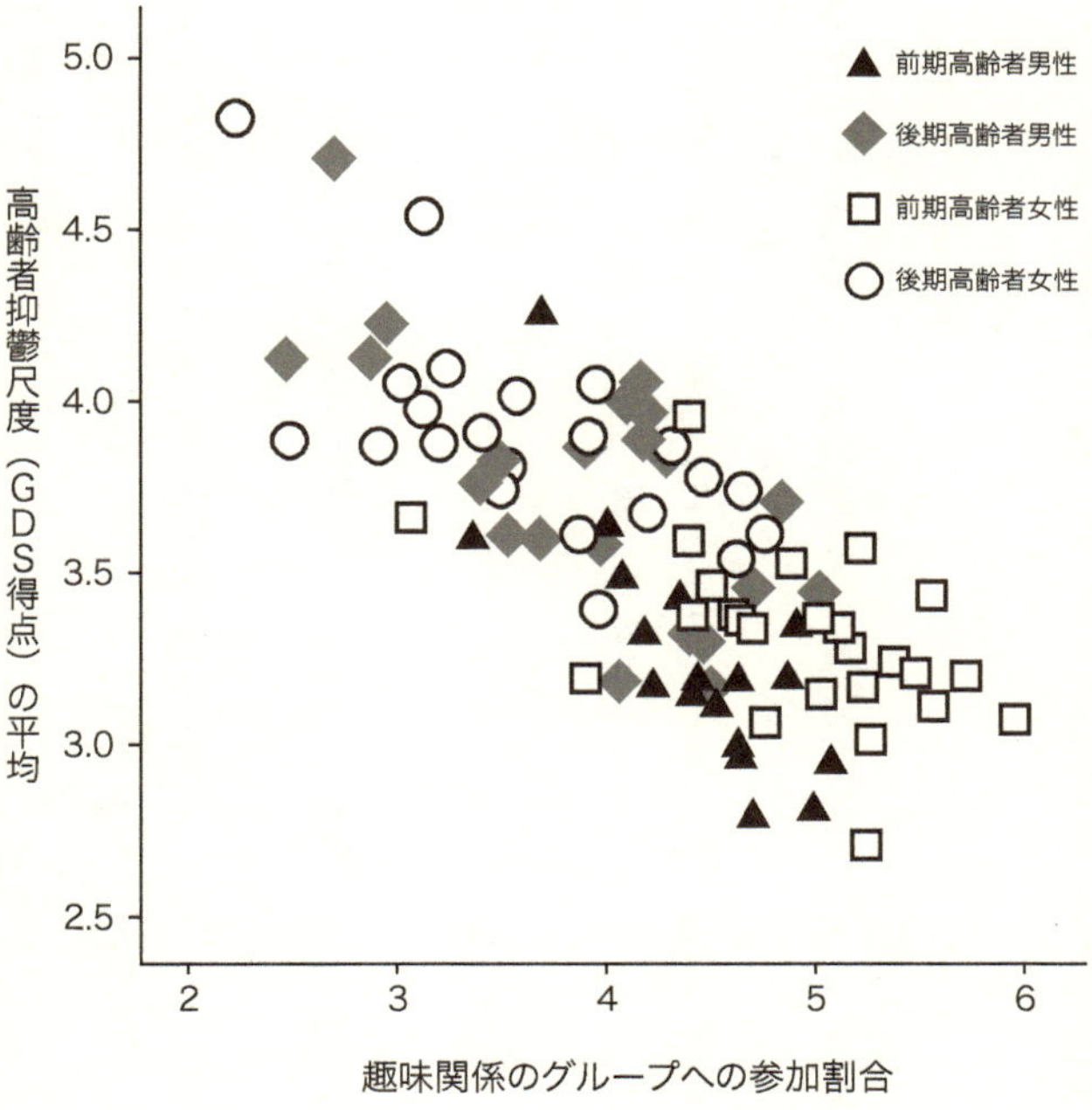

度」は、気分が沈む人ほど点数が高くなります。

横軸は、趣味の会に参加している人の割合です。この図からわかるのは、趣味の会に参加している人が多いまちほど、メンタルヘルスが良いことです。二つの関係が大変きれいに図に表れています。

さらに、認知症リスクとボランティアグループなどの地域組織への参加割合を調査したデータもあります。

図表6は、全国23自治体、141小学校区に在住の75歳以上の後期高齢者・約2万3000人を対象に調査したものです。

このデータからわかるのは、後期高齢者の25%が認知症リスクを持っているまちから、60%の人が認知症リスクを持っているまちまであることです。言い換えれば2倍認知症になりやすいまちがある、ということになります。

これらのデータは厚生労働省の社会保障審議会介護保険部会で使っていただいたものです。

図表6　地域組織への参加割合が高いほど、認知症になりにくい

ボランティアグループなどの地域組織への参加割合が高い地域ほど、認知症リスクを有する後期高齢者の割合が少ない。

23 市町村・141 小学校区在住の後期高齢者 22,721 名　JAGES2010 調査
農村部／r＝−0.32、p<0.01；準都市部／r＝−0.39、p<0.05
都市部／r＝−0.33、p＝0.051
可住地人口密度　農村部：〜 1000 人／㎢
準都市部：〜 1500 人／㎢
都市部：1500 人〜／㎢

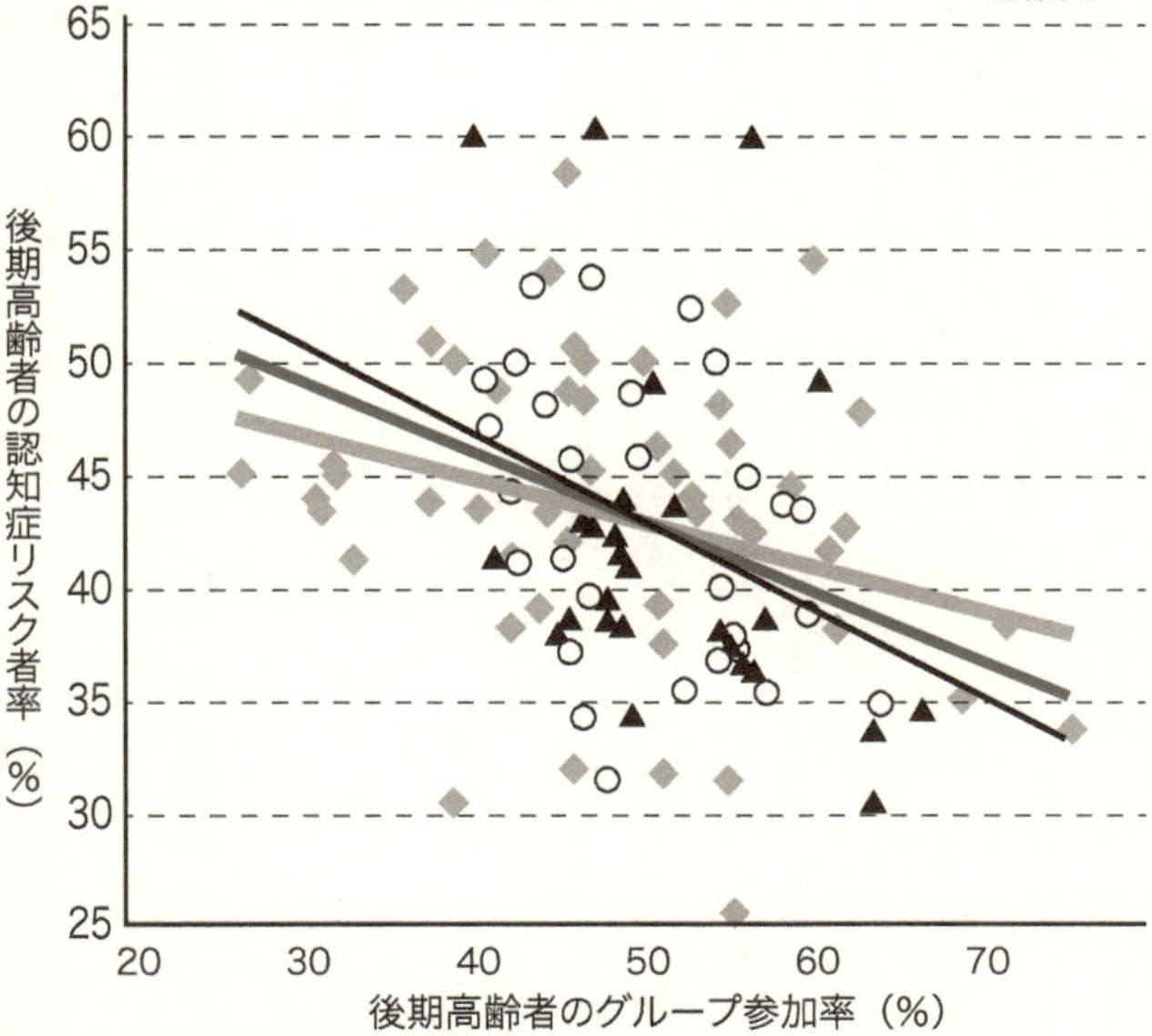

8 種類の地域組織いずれかへの参加率
（政治団体、業界・同業者団体、ボランティア、老人クラブ、宗教関係団体、スポーツ関係、町内会・自治会、趣味関係）

グループ参加率が高い（絆の強い）地域では認知症リスク者率が低い。

■歩く機会が多い都市部には健康な人が多い

このようにして、健康に地域間格差があることが徐々にわかってきたわけですが、地域によって何が違うのでしょうか。

その理由が二つ考えられています。一つは歩く量です。都市部ほど歩く量が多く、それが地域間格差につながっているという仮説です。

図表7は39の自治体を比較したものですが、1日30分以上歩くと回答した人の割合を示しています。自治体によって67・3%から81・6%までばらつきがありました。

そして、濃い色のグラフの部分が人口密度の高い自治体です。1日30分以上歩く前期高齢者の割合が多いところには、人口密度の高い自治体が集中していることがわかります。

人口密度が低くなるとなぜ歩かなくなるのか。いろいろな地域の保健師さんと話をして、ひとつの推測にいきつきました。農村地域に行くと、車なしでは生活できません。それが影響しているのではないか、ということです。

都市部で車は、「1家に1台」ほどはないでしょうが、農村部では1人に1台どころではありません。農作業用の軽トラまで入れると、家族の数より車の数のほうが多いことも

図表7　歩く人が多いまち

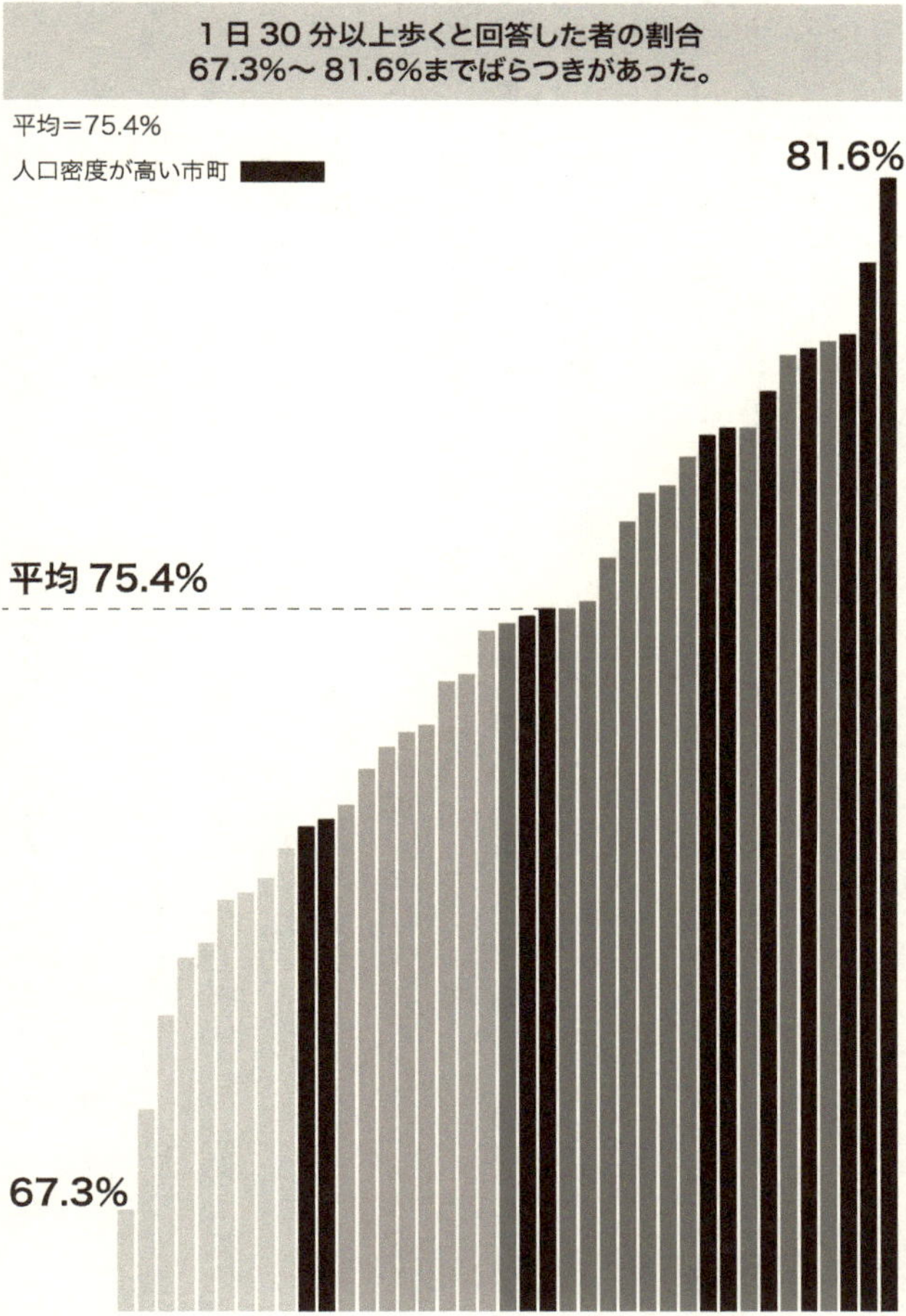

※JAGES2016調査

あるそうです。そういう環境で暮らしていると、500メートル先のコンビニエンスストアにまで車で行ってしまいます。

一方、都市部では、車で出かけると渋滞に巻き込まれたりしますから、公共交通機関を使う人が多いでしょう。そのためには、家から最寄り駅まで数百メートルは歩くことになりますし、乗り換えなどでもまた歩きます。それが都市部の生活です。

歩くことが健康にいい影響を及ぼすことは、すでにご存じでしょう。さらに、計算問題をしながらとか障害物をよけながら歩くとか、二重課題、英語で言えばデュアルタスクをこなすと、認知症予防になることがわかっています。

電車で移動することを考えてみてください。たとえば東京・大手町《おおてまち》の駅は、多くの人が利用しています。5路線の地下鉄が通っていますから、乗り換えをする人も莫大《ばくだい》な数に上ります。

同じ大手町という駅名が付いていても、路線によって駅が微妙に離れています。乗り換えの案内を見ると、「500m先」などという表示がでているほどです。それだけ歩かなければ乗り換えができないのです。

しかも、「早足で歩けば、1本前の電車に間に合う」とか、「○○線は遅延しているから、

△△線に回ったほうがいいかな」とか、さまざまなことを計算します。あるいは、歩きスマホをしている人もいますから、よけて歩かなければなりません。

つまり、大手町駅の利用者は、乗り換えをするたびにデュアルタスクを実践していることになります。都市部では、大手町駅に限らず、多かれ少なかれ、同じような状況があります。

結果的に都市部で暮らしている高齢者は、「認知症予防のための、デュアルタスク体操をやりましょう」などと市役所から言われなくても、一度出かければ、行きと帰りで2回のデュアルタスクを実践しているわけです。

これらが、認知症予防体操をやっているのと同じ効果を生み出し、人口密度が高いまちでは認知症リスクが少ないのではないかとの仮説が成り立ちます。

このように地域環境によって、人々の行動が変わります。それが歩行量の違いを生み健康の地域間格差を生み出しているのではないでしょうか。

■都市部で認知症リスクが低い

都市部と郊外や農村的地域の違いでもう一つわかってきたことがあります。図表8は縦軸に身の回りのことが自分でできるかどうかという基準「ＩＡＤＬ」（23ページ参照）が低いとされる人の割合をとりました。棒グラフ1本が一つの市区町村を示しています。その割合が低い地域（図の左側）では、１００人中８人ができないだけで、残り92人はすべてできるまちです。

一方で図の右側は、できない人の割合が23％に達します。おおよそ４人に１人ができないと答えたのです。最も少ないところと比較すると、**不健康な人が実に約3倍も多いまちがある**ことがわかったのです。

追跡調査をすると、これらができないと答えた人は、その後、寝たきりになりやすい、あるいは認知症になりやすいということもわかっています。

言い方を変えると3倍認知症になりやすいまちがあるといえます。

先に2倍認知症になりやすいまちがあることはすでに紹介しましたが、別の「ＩＡＤＬ低下」という認知症リスクの指標でみると、その格差は3倍にまで広がるのです。

図表8　市区町村別にみたIADL低下者割合（前期高齢者）

老研式活動能力指標5項目（外出、買物、食事の準備、請求書支払い、貯金の出入）
※JAGES2010調査（加藤清人ほか、2015から作成）

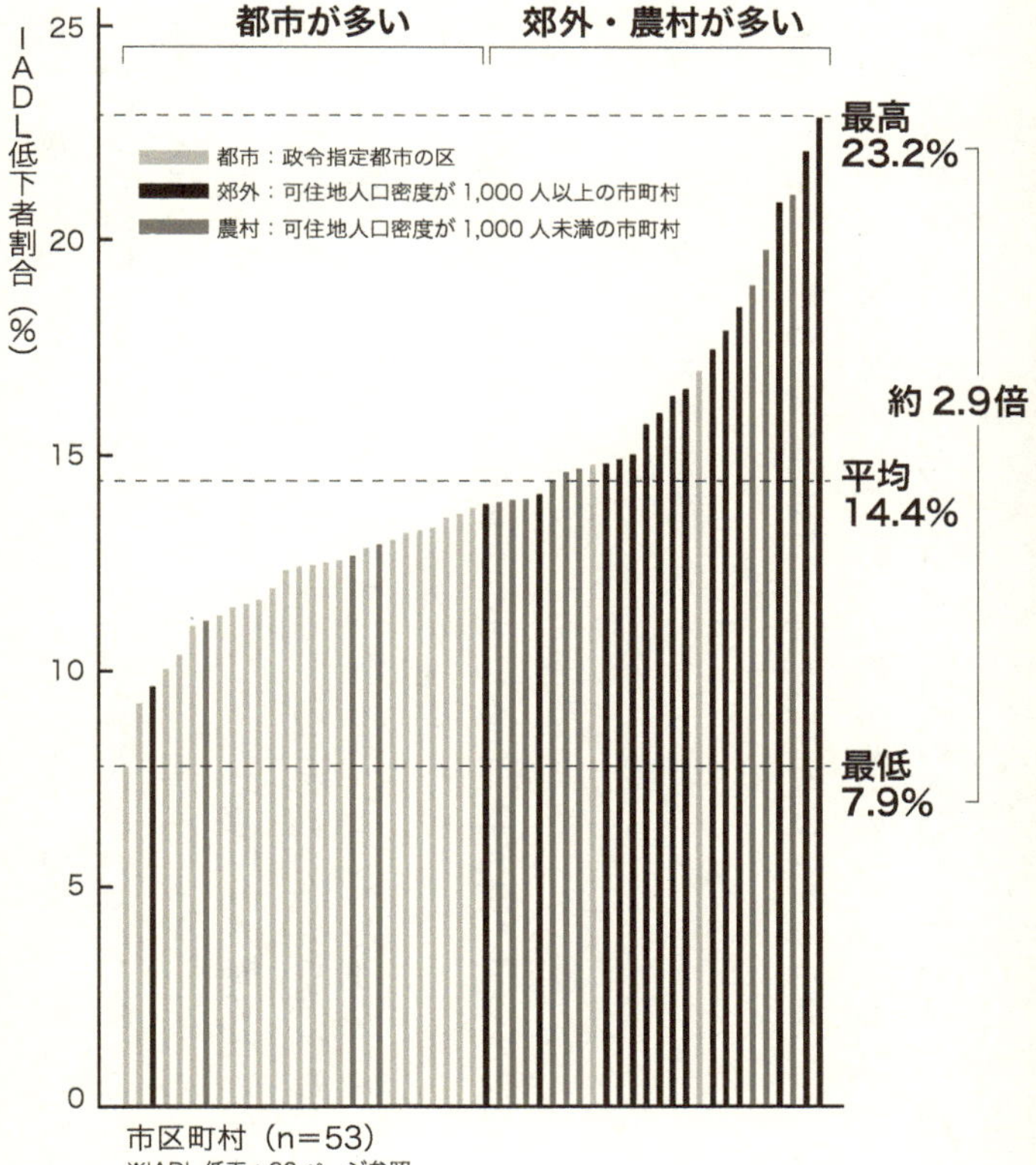

※IADL低下：23ページ参照

このデータは65～74歳の前期高齢者に限定して作っています。つまり、まちの高齢化が進んでいるかどうかの影響は排除しています。同じ前期高齢者の中でも3倍、認知症になりやすいまちがあることになります。

このデータからは、もう一つわかることがあります。左側に薄い色の棒グラフが多いことです。これは政令指定都市の行政区を示しています。対して濃い色と中間的な色の棒グラフは、政令指定都市以外です。人口密度で分けて、中間の色はより人口密度が低い農村的な地域、薄い色はそれよりは人口密度が高い郊外の地域です。

このデータからも**政令指定都市＝都市部で暮らしていると、認知症リスクが低いこと**がわかったのです。

■低学歴、低所得ほど死亡・介護リスクが高い

一方で収入や学歴によって、健康に格差が生じていることもわかっています。このデータは２０１６年９月19日放送のＮＨＫスペシャルでも放送していただいたものです。

図表９の左のグラフは低所得の人、右のグラフは高所得の人を表しています。両者を比

図表９　低学歴・低所得ほど
死亡または要介護のリスク大

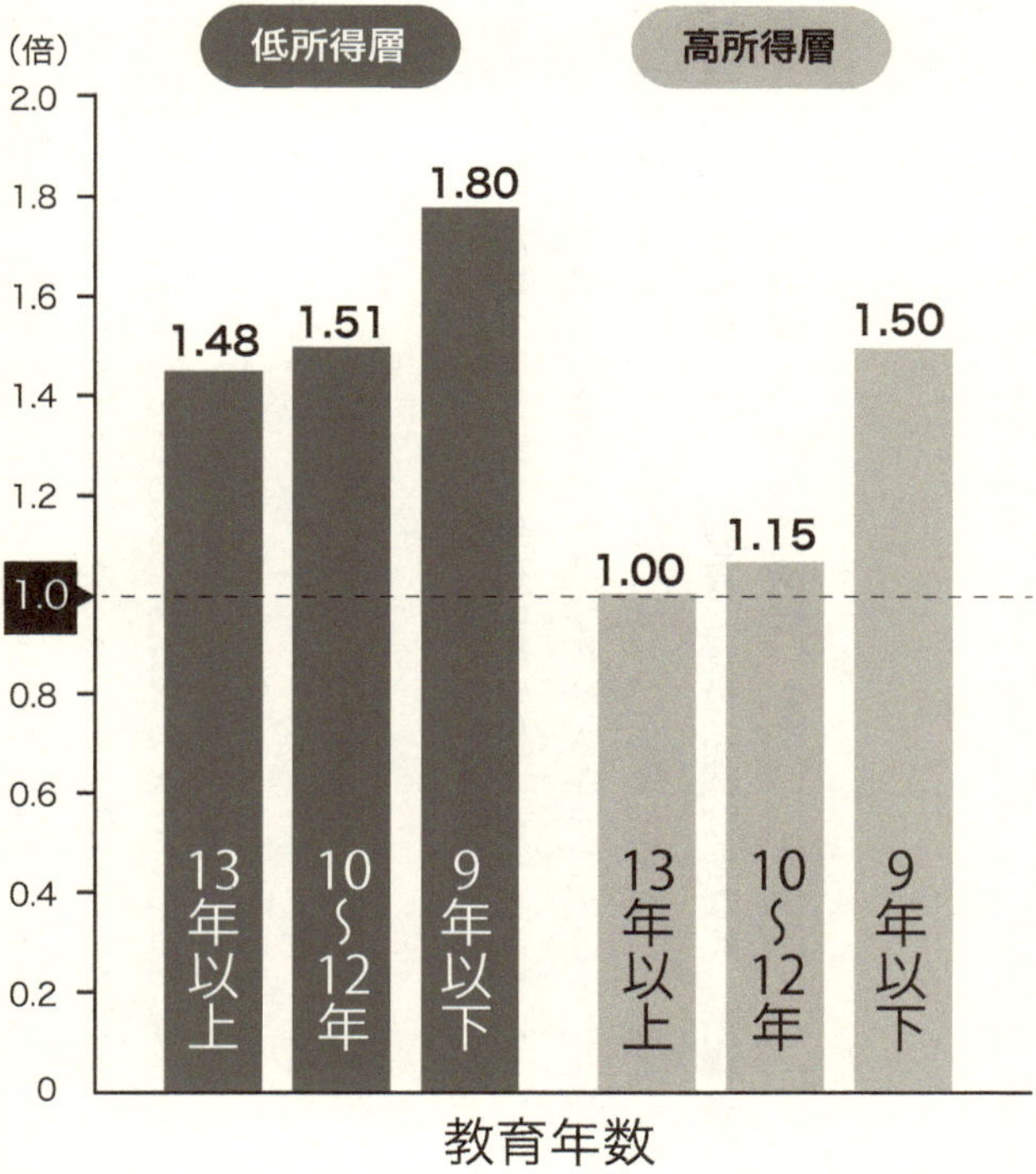

※出典：近藤克則らの研究
「高齢者における所得・教育年数別の死亡・要介護認定率とその性差」（2012年）

較すると、低所得のほうが、棒が高くなっていることがわかります。

では、棒の高さは何を表しているでしょうか。それは、死亡または要介護認定を受ける確率です。結果、このグラフからわかるのは、高所得の人たちが寝たきりになったり、死んだりする確率（リスク）が低所得の人たちより低いということです。

さらに、所得だけでは決まらないこともわかりました。教育年数によっても違うのです。現在、80歳代以上の人の中には、国民学校（初等科６年、高等科２年の義務教育）も最後まで出してもらえなかったという人がいます。

１９４７年には学校教育法が公布され、現在の小学校となりましたが、中学まで卒業すれば９年、高校に進学すれば12年、さらに専門学校や大学まで通うと13年以上になります。

そんな中で長く教育を受けることができた人ほど、健康を保っていることがわかりました。**高学歴で高所得の人たちに比べると、教育を受ける機会もなく、所得も低くとどまり最も苦労してきた人は１・８倍程度、健康を損ないやすい**のです。

●Column 予防医学は研究者も研究費も少なすぎる

日本は人口減少社会に突入しました。大都市圏である大阪府も人口が減っているので田舎の話と済ますわけにはいきません。２０１０～15年の5年間に人口減少した都道府県は、39道府県。増加したのは、わずか8都県で2割を切っています。全国の１７１９市町村でみても、８割に上る１４１６市町村で人口が減少しています。

もう一つ、社会保障の持続可能性が危惧《きぐ》される人口構造の変化が進行しています。それが75歳以上の後期高齢者の増加です。

後期高齢者が増えると、医療・介護ニーズが量的に増えるだけでなく、質的にも変化します。入院・入所者の増加に加え、高齢者の一人暮らしや高齢夫婦のみの世帯の増加に伴う、虚弱層の生活支援ニーズ、健康層を含む介護予防ニーズなどが増大するのです。

人口減と人口構造の変化は、高齢化に伴って膨らむ社会保障財源を支える現役世代の減少、医療・介護を担う専門人材の不足などを進行させます。「要介護状態になるなら早いほうがお勧め」という悪い冗談すらあります。

持続可能性を高めるために「社会保障の見直し」が必要という点には多くの人が同意するでしょう。しかし、見直しの中身は人によって受け止め方が違います。

財源の話は脇に置き、給付や医療・介護サービス提供の側面に話を限定すると、給付見直し＝抑制すればサービスの水準が下がり不幸な人が出ます。

もう一つの考え方が社会保障制度のうち、保健、医療、福祉、年金などの間での配分を変える方法です。検討すべきは、事後的な対策から予防的なものへのシフトです。

疾病予防が進めば、病気になる人が減り、入院医療費などは減少するでしょう。しかし、より長生きする期間の年金が必要になり、その間、飲み続ける高血圧の薬代などの医療費が増えますし、寝たきり期間が延びれば介護費用も増えます。社会保障費用の総額で見て、抑制できるかどうかは、実は状況次第なのです。ですから医療費・介護費の節約は「結果」であり、「目的」ではありません。

一方で介護予防は、一石四鳥の社会保障の持続可能性向上策と言えます。

第一に死亡する間際まで要介護状態にならない人が増えれば、介護費用は抑制ができます。第二に、家族の介護離職問題なども回避でき、就労を継続できる人が増えれば、その人たちの所得税や社会保険料分などの財源確保につながります。

第三に介護の専門人材が２０２５年には38万人不足するという問題の緩和にもつながります。第四に何よりも、寝たきりや認知症になる人が減ります。元気な高齢期を楽しむほうが本人にとっても良いでしょう。

しかし、発病後の医療・介護など事後的な対応に比べると、予防医学は研究者も研究費も極端に少なく、介護予防となるとさらに少ないのが現実です。こう考えると、事後的対応からもっと予防にシフトすべきではないでしょうか。

第2章　放置できない健康格差

■放置すれば健康格差はさらに拡大する

第1章では健康格差が広がっている現状について紹介しましたが、放置すればこの傾向はさらに進むことが考えられます。

いまの日本は、課題山積の状態です。たとえば、子どもの貧困率。実は先進国の中で米国に次いで高い国になってしまいました。

一方で子ども一人当たり2000万円程度の教育費を準備しないと大学まで卒業できないとも言われています。

また、日本では非正規で働く人が増えて、米国並みになっています。終身雇用が日本の特徴だといわれたのは、過去の話です。

さらに、生涯未婚率が上昇しています。20年後ぐらいには、男性のおよそ3人に1人、女性でも4～5人に1人は生涯未婚になるとの推計もあります。

健康面から見ると、これらの子ども時代の貧困、教育を受けられない人、非正規雇用、未婚の人ほど健康状態が悪いということがわかってきています。いま日本で起きていることを放置すれば、健康格差が広がる要素ばかりなのです。

■健康格差はなぜ把握できなかったのか

ここまで健康格差が広がっているにもかかわらず、なぜ放置されてきたのか。一つの理由には、健康格差は把握しにくいことが挙げられます。

低所得の人や教育年数が短いほど健康状態が悪いことは、第1章で紹介しましたが、そういう人ほど、実は健康診断を受けていません。

世界の中で日本は健診が無料あるいは安く受けられる、健診大国といわれています。幼児から学生、職場、高齢者まで、公的な健診制度が充実している国です。ところが利用率は100％ではありません。

たとえば、国民健康保険に加入している人の場合、健診を受けている人の割合は、全国平均で三十数％です。健診を受けていない人のほうが多いのです。

では、どんな人が受けていないのかを調べてみると、図表10のように男性も女性も高学歴の人ほど受診していることがわかりました。

図表10　教育年数別健診未受診者割合（年齢調整済）

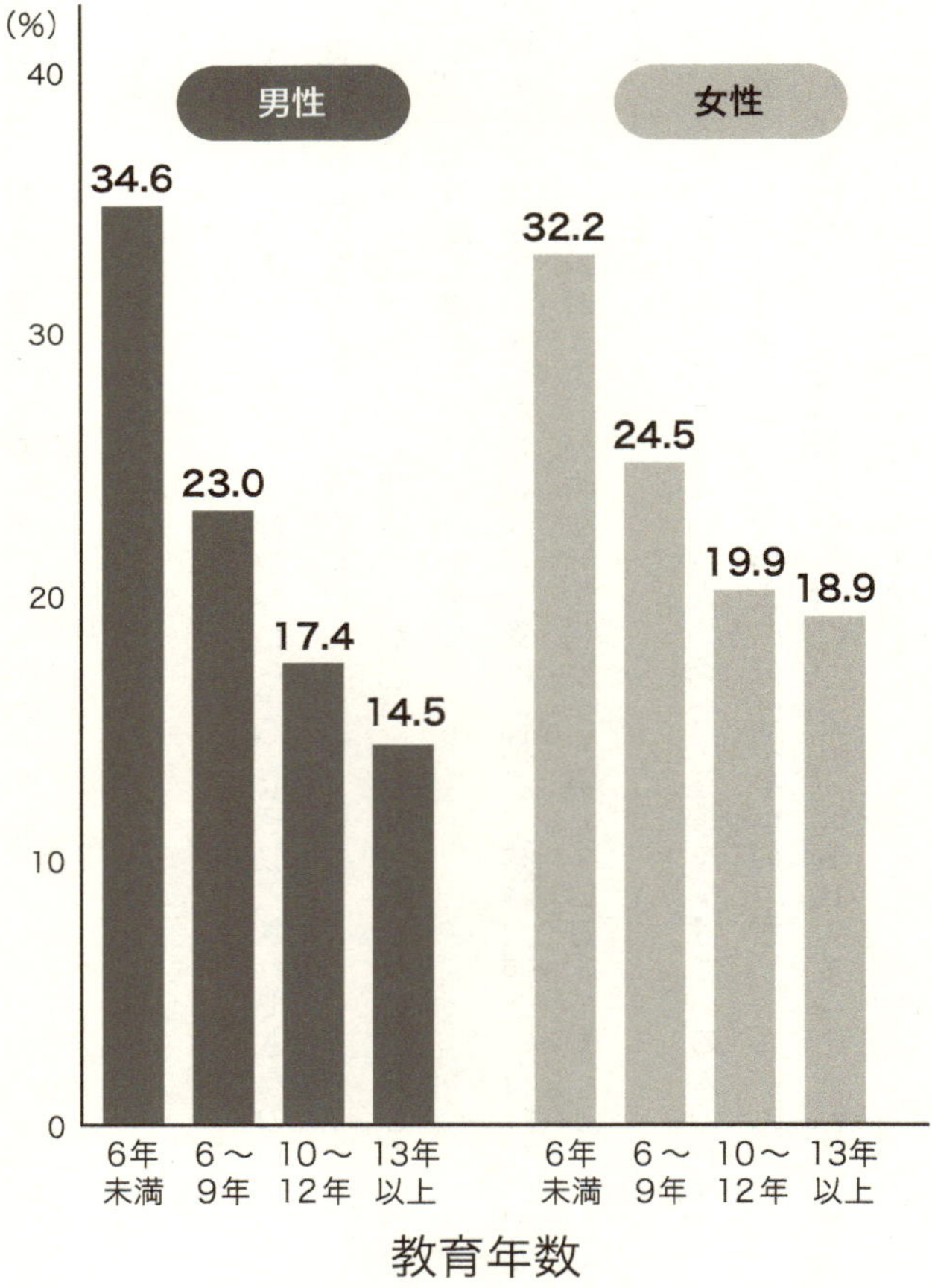

※65歳以上の高齢者 n=32,891（松田・平井・近藤，2005）

低学歴の人はなぜ、健診を受けないのか。少し考えれば理由がわかります。健診に行くのは気持ちが良いものでもないですし、楽しくもありません。おまけに針を刺されて血を抜かれたりします。

それでも受診する人は、「面倒だけれど、将来の健康のために我慢したほうがいい」ことが理解でき、実行できる人です。あるいは5年先、10年先にやりたいことがある人かもしれません。

それに対して、鬱状態の人、長生きしたいと思わない人、いっそのこと死んでしまいたいと思っている人にとって、健診は行く意味を見いだせないものなのかもしれません。そして**鬱状態のような危険因子を抱えている人、健康リスクの高い人は教育年数の短い人、低所得の人たちの中に多い**のです。

これらを組み合わせると、低所得とか低学歴の人たちは健診に行かないことが説明できます。

■健康格差を縮小させるためWHOが勧告した三つのこと

健康格差があるのは、日本だけではありません。WHO（世界保健機関）は、加盟諸国に向けて、健康格差を縮小するために「行動を起こすべきだ」という勧告を出しています。

その内容は三つです。

〈WHOの勧告〉

1 日常生活の環境条件の改善

2 力、お金、資源の分配の不平等への対処

3 問題の測定と理解、活動のインパクトの評価

一つ目は、生活習慣ではなく、生活「環境」を変えようというものです。これは、従来の生活習慣から環境に「視点を変えよう」ということでもあります。特に子どもにおいては、本人が選択するよりも、環境の影響を受けている面が明らかに大きいからです。

二つ目は、健康格差だけを縮小するのは難しいので、さまざまな資源の分配を平等にし

ようというものです。言い方を変えれば、累進課税や社会保障の機能を強化しようとするものです。

三つ目は、健康格差の問題が深刻であることは、あらためて発見された段階なので、問題を測定したり、対策を講じたりして、そのインパクト、効果の大きさを評価しようというものです。

■日本の人口は２１００年に５０００万人まで減少する

日本が抱えている問題の一つに人口減少があります。図表11は、西暦８００年から２１００年までの人口を示したものです。

縦軸が人口を表しているわけですが、現在はピークを少し過ぎたところです。いまから１０００年ほど前は日本の人口は１０００万人もいなかったそうです。数百万人だったと推定されています。

江戸《えど》時代になると、繁栄して３０００万人に増えました。その後、明治維新を経て、急激に人口が増えてきました。現在、20歳以上の人は、この上り坂の時代を生きてきた人で

図 11：我が国の人口は長期的には急減する局面に

日本の総人口は、2004年をピークに、
今後100年間で100年前（明治時代後半）の水準に戻っていく可能性。
この変化は千年単位でみても類を見ない、極めて急激な減少。

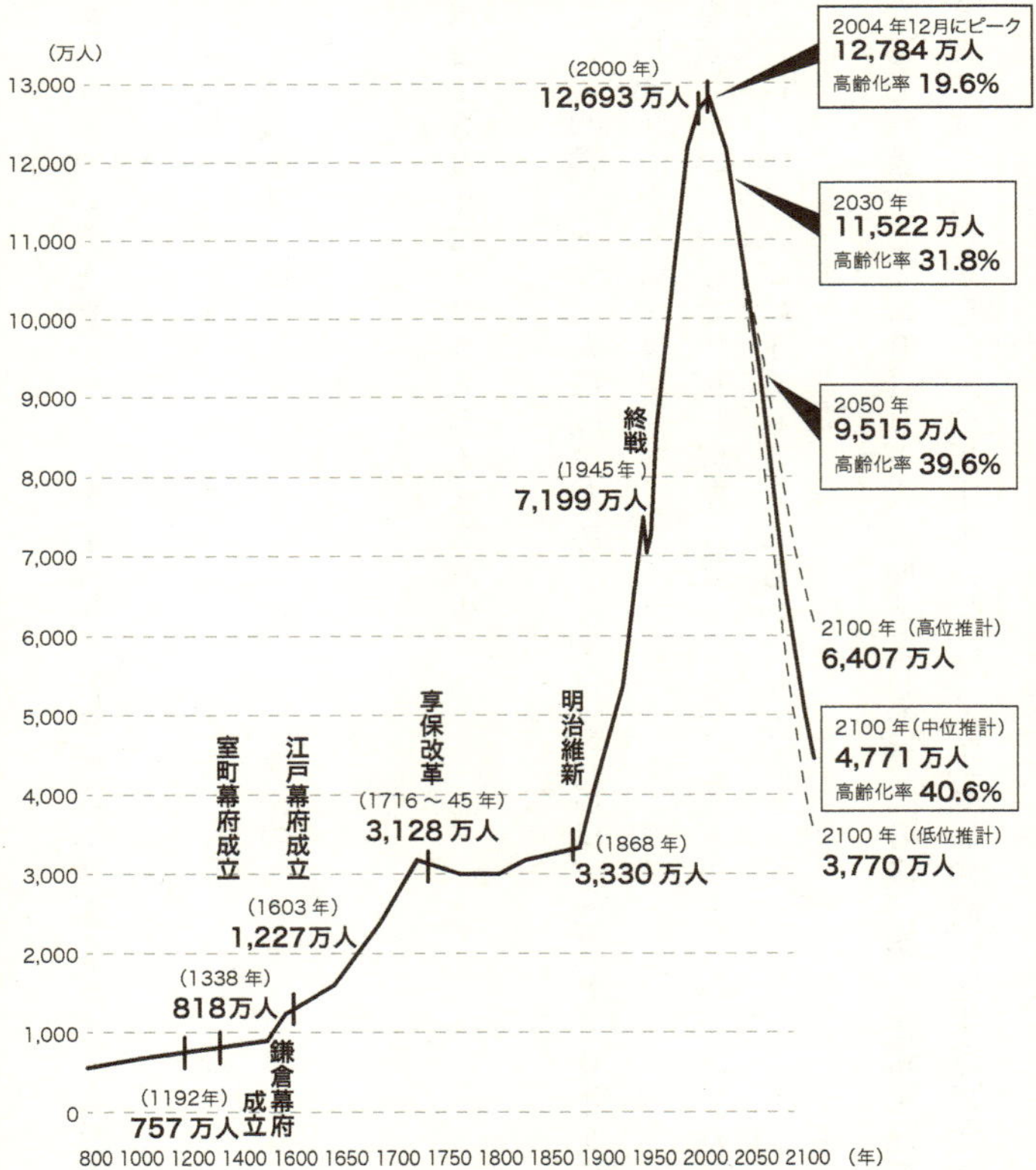

※出典：総務省「国勢調査報告」、同「人口推計年報」、同「平成 12 年及び 17 年国勢調査結果による補間推計人口」、
国立社会保障・人口問題研究所「日本の将来推計人口（平成 18 年 12 月推計）」、
国土庁「日本列島における人口分布変動の長期時系列分析」（1974 年）をもとに、国土交通省国土計画局作成

す。

その時代に社会で起きたことがこれからも続くとは考えられません。すでに人口が下り坂に入ったからです。

60歳以上の人の中には、小学校時代をプレハブ校舎で過ごした人もいるでしょう。人口がどんどん増えていって、学校も増やさなければいけない、宅地も造成しなければいけない、鉄道も敷かなければいけない――、どうやって人口増を受け止めるかが課題だったのです。

ところがいまやピークを越えて、ほとんどジェットコースターのような急降下が始まっていきます。

そして、いまのままなら2100年ごろには人口がおよそ5000万人程度になるのではないかと、推測されています。

その調子で減り続けると、2200年ぐらいには日本人が1人になって、日本人はいなくなる計算になります。そこで、少子化対策、子どもを育てやすい環境づくりを急ごうとの議論が再び活発になっています。

■介護人材は38万人不足する

すでに60歳を超えた人の中には人口が減っても「自分には関係ない」と考える人もいます。しかし、そんなことはありません。

図表12は厚生労働省が2025年に介護人材がどれくらい不足するかを推計したものです。高齢者が増えると、どうしても要介護状態になる人、認知症や寝たきりになる人が増えます。

その結果、介護が必要な人が増えます。そこで、世話をするヘルパーや介護福祉士などの介護人材の数が追いつくかどうかを推計したのです。すると介護を担う若い世代が減っているので介護人材が介護の需要に追いつかないとの結論が出たのです。

わずか**7年後の2025年に、必要な介護人材は253万人であるのに対し、実際に確保できるのは215万人程度にしかならない**というのです。

その差、38万人の介護人材が足りなくなるのです。つまり、人口減少は高齢者の介護問題にも大きく関わっているのです。

介護ニーズが増えるというので、介護福祉士を養成する学校をたくさん作りましたが、

図表12　2025年に向けた介護人材にかかる需給推計（確定値）

※厚生労働省（平成27年6月公表）

介護人材の需要見込み（2025年度）	**253.0 万人**
現状推移シナリオによる介護人材の供給見込み（2025年度）	**215.2 万人**
需給ギャップ	**37.7 万人**

実は定員割れです。学校はできたものの、「福祉職は給料が安い」ことばかりが有名になってしまい、親御さんとしても「福祉の仕事は必要だけど、何もあなたがやらなくても」と子どもに言ったりすることもあるそうです。福祉職を目指す若者が少なくなってしまいました。その対策の一つとして、国は介護職の給料を上げるという手を打ちました。

■1日の平均歩数は減り続けてきた

今後は、介護が必要になっても、面倒を見てもらえないという事態に陥りかねないわけです。何とか改善しなければなりません。前述した介護職を増やす対策以外にもう一つできることがあります。それが要介護者を減らす介護予防です。

要介護状態になる人を減らせば、介護人材の不足を緩和することができます。そこで、政府は10年ほど前から力を入れています。高齢者向けの介護予防もありましたし、働き盛りの世代を含めた全年齢を対象とした健康づくり政策もありました。

全年齢を対象にした国民健康づくり運動が「健康日本21」です。21世紀の日本を健康にしようというものです。第一次が始まった２０００年に設定された数値目標は、59指標に及ぶものとなりました。

身近なところでは、１日の平均歩数などもありました。当時の男性は１日に８２００歩、女性は７２００歩を歩いていました。歩くと健康にいいことがわかっていましたから、キャンペーンなどを実施すれば、10年後には平均で１０００歩ぐらいは歩数が増えるのではないかと期待して……目標は、男性が９２００歩以上、女性は８３００歩以上に設定されました。その結果、どうなったか。歩数が増えるどころか、期待に反して減りました。これが実態なのです。

図表13は厚生労働省の「国民健康・栄養調査」の結果です。２０００年から「健康日本21」を開始したのですが、平均歩数は底打ちするどころか、むしろ減ってしまいました。

図表13　1日の平均歩数は20年間で1割減少

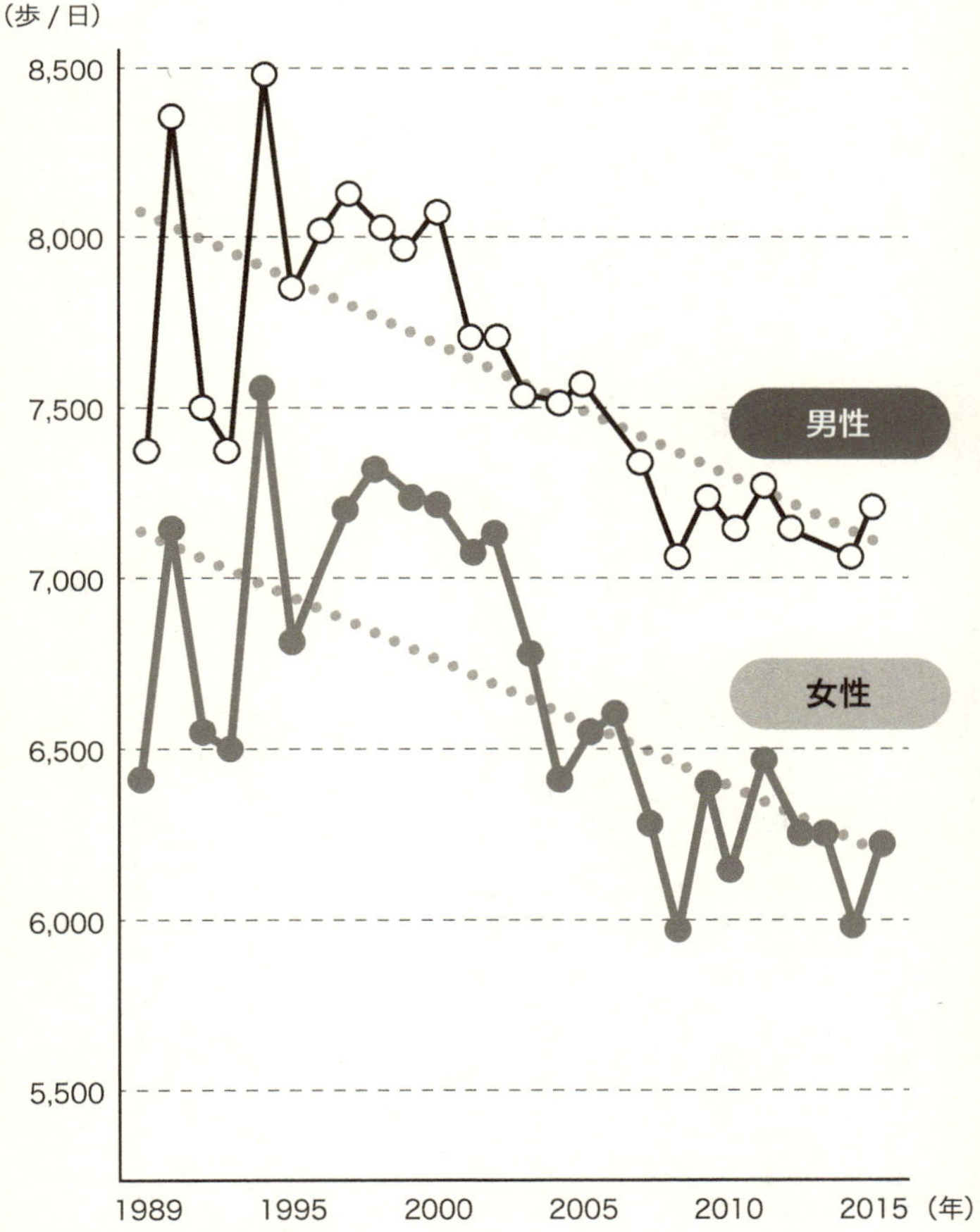

※出典：厚生労働省　国民健康・栄養調査（20歳以上）
歩数の平均値・標準偏差の年次推移（20歳以上）から作図。

この平均歩数は一つの例にすぎません。ほかにもさまざまな目標を掲げましたが、2010年に達成できたものは10項目にすぎません。2000年よりも悪化してしまったものも9項目ありました。

これはどう考えても、進め方に何か足りないものがあるはずだということになりました。

■健康教育にも限界がある

これを受けて厚生労働省は、さまざまな情報を集めました。そこでわかったのは、健康教育にも限界があることです。それまで、健康教育が重要だと考えられ中心に位置づけられていましたが、それだけでは足りないことがわかってきたのです。

第4章で詳しく紹介しますが、「近くに公園がある」人のほうが、「近くに公園がない」人よりも運動習慣が多いことがわかりました（132ページ～参照）。あるいは近くに「安全な歩道や自転車道がある」と答えた人のほうが、運動習慣ありと答える人が多いのです。

つまり、「運動が健康に良い」という知識だけでは不十分で、それを行動に移しやすい環境が周りにあるかどうかも大事なのです。環境によって、人々の行動は変わることがわかってきました。

政府の統計では、集計結果しか公表されませんので、詳しくはわかりませんが、公園が近くにあるような地域は、不動産価格が高いかもしれません。すると、そういった地域に住んでいる人は年収も高く、健康意識が高い人が多い可能性があります。そのような人ほど運動習慣があるという見かけ上の関連である可能性がまだ残っています。

科学的根拠に基づいた医療（ＥＢＭ）を重視しようという考え方は、世界中に広がっています。英国に本部を置くコクランライブラリーには、世界中の医療に関する科学的根拠が蓄積されています。

その一つに、冠動脈疾患の1次予防に関するものがあります。心臓に栄養などを届ける血管が冠動脈です。これがダメになると狭心症や心筋梗塞《こうそく》に罹《かか》ります。

予防には1次予防、2次予防、3次予防があります。

1次予防は、病気にならないようにする段階。2次予防は、早期発見・早期治療です。すでに病気は生じているが本人が気づいていない段階で早く見つけて早く対処しようというものです。３次予防は、発症してしまった後に、それ以上悪化しないように再発を予防する段階です。

ところで、心臓によくない危険因子には何があるでしょうか。繰り返しお話ししてきた、歩く量が少ないのも危険因子の一つです。ほかにも、高血圧、高すぎるコレステロール・中性脂肪、高血糖なども良くありません。肥満や喫煙も危険因子です。このように、さまざまな危険因子が複合的に絡みあって、病気を発症しているのです。

ですから、すべてまとめて危険因子を減らさないと予防はできません。それを実現するために世界中で健康教育が行われてきました。

初期の報告では効果が出ていました。かけたお金よりも得られた効果が大きかったので、広く実施すべきだと考えられてきました。

ところが研究を積み重ねてみると、本当に効果があるのだろうか、との疑問が生じてきました。決着をつけるために、世界中で行われた、55件の研究成果が集められました。対象者は合計で16万人です。

この人たちを二つのグループに分けて、たとえばサイコロを振って、奇数の目が出たら、健康教育をしっかり受けさせる。偶数が出たら、チラシを渡して追跡します。

健康教育を受けた人たちの心臓病発症率はどうか、あるいは死亡リスクも減るかどうかを確認したのです。

その結果、まだ病気をもっていない一般の人たちを対象にした場合には、健康教育を受けたかどうかは、死亡リスクにまったく関係していないことがわかったのです。

健康教育に効果があったのは、短期間、あるいは病気をもつ人たちに対するものだったのです。

入院中の患者さんには効果が大きい。病院食から塩分を減らすので確実に効果が見られます。そこで退院時に「塩分を控えると血圧が下がるから、控えてくださいね」などと教育して、１週間後に追跡調査をしてみると、とても効果がありました。１カ月後も、３カ月後も効果がありました。しかし、６カ月ぐらい経過すると、効果が小さくなっていきます。

なぜでしょう？

入院したばかりの患者さんは、入院生活が不便ですし、夕食の時間が早く、就寝時間も早い。もちろん、お酒は飲めません。「こんな生活はこりごりだ」と感じて「二度と入院しないように生活を改めるぞ」という決意に満ちています。

そんなときに看護師さんや保健師さんに指導されると、その通りに実践します。

高血圧や糖尿病と診断をされている人、言い換えると身の危険を感じている患者では、健康教育で死亡率が2割程度、減ったとのデータになります。

ところが病気をしていない一般人では半年ぐらい経ってくると、「やっぱり、おしんこにかける醤油《しょうゆ》の香りがいいんだよね」などと言い出して、再び醤油を使い始めます。

そして12カ月が経過するころには、元の生活に戻ってしまうのです。

ですから、健康教育は一部の人には意味があるのですが、人間には「わかっちゃいるけど……」という一面もあって、多くの一般の人には健康教育だけでは不十分なのです。

■介護予防施策はなぜ見直しされたのか

以上は、全年齢を対象とした場合です。高齢者ではどうだったのでしょうか。介護予防は2006年に全国で強化されました。日本は世界に先駆けて高齢化が進んでいますから、その行方は世界中が注目しました。

高齢者のうち、いまは介護認定を受けていないけれど、このまま放っておくと、体が弱くなって、閉じこもりがちになり、やがて寝たきりになりそうな人、要介護の一歩手前の人を、当時「特定高齢者」と呼ぶことにしました。

その特定高齢者を見つけだして、介護予防教室の案内を送って、そこで体操してもらい、元気になってもらおうという作戦です。その結果はどうだったでしょうか。

２００６年4月にスタートして、半年経った時点で調べてみると、介護予防教室に参加した人は高齢者人口の０・２％しかいなかったのです。厚生労働省が掲げた参加目標は5％でしたから、50人の会場を用意した場合、２～３人という計算になりますが、その目標も達成できていないのです。

何とか参加者を増やそうとして、９年間さまざまな努力をしました。

当初は、健診受診者の中から対象者を見つけていましたが、途中から郵送調査方式に変えました。

「周知が足りないのではないか」「特定高齢者という名称がわかりにくいのではないか」といわれ、改善しましたが、結局うまくいきませんでした。そこで全体を見直す必要がでてきました。最終年度でも０・８％の参加率にとどまっていました。

そんなときに、参加対象者が集まりにくかった理由を推定し改善策を提案させていただいたのが、私たちの研究グループ「日本老年学的評価研究」だったのです。

●Column お金持ちに社会保障は不要だが、意味はある

老後の生活資金に３０００万円は必要だといいます。月10万円として年に１２０万円。60歳からの25年分で３０００万円になります。近づいている人生１００年時代になれば40年分ですから約５０００万円になります。

これに医療や介護の費用も加わりますから、これでも最低必要額です。この額を貯蓄だけで賄える世帯は少ないでしょう。それでも健康で文化的な最低限度の生活を保障しようと作られた仕組みが年金に代表される社会保障制度です。

その財源は、お金持ちほど多く負担しています。一方、多額の貯蓄があるお金持ちは、社会保障制度がなくても困りません。なるほど、お金持ちから見ると費用だけを負担させられる理不尽な制度かもしれません。それでも社会保障が必要とされてきたのには理由があります。

第一に、かつて「格差こそ経済成長の源泉だから必要悪だ」という声が大きくありました。しかし、所得格差が大きくなりすぎると、経済成長すら損なうことがわかってきまし

た。**経済協力開発機構（ＯＥＣＤ）は２０１４年、日本のようにこの20年間に格差が拡大した国ほど、経済成長率が低かったことを報告しました。**社会保障は、格差を縮小するようにうまく設計し見直しをすれば、成長戦略にもなるのです。

第二に、経済格差は放置しておくと拡大する性質があります。経済学者ピケティが著書『21世紀の資本』で示したように、過去２００年以上、資本を持つ者は持たざる者より多くの富を手に入れ格差は拡大してきました。

格差が大きくなると何が起きるか。社会は分断され治安の悪化、テロの多発などで社会が不安定になります。そうなれば失うものが大きい富裕層ほど、多額の警備費を自己負担して守ることになります。それよりは社会保障による所得再分配のほうが建設的でコスト負担も少ないのではないでしょうか。

第三に、格差社会が不安定になるのには理由があります。人は利益だけでなく公正さも求めるからです。「最終提案ゲーム」という実験があります。１０００円を渡され見知らぬ誰かと分けるように言われます。あなたが示した額に相手が同意すれば分け合いますが、拒否されたら両者とももらえない。合理的に利益だけを考えると、相手は少額であっても同意しそうです。

ところが、実際にやってみると、300円以下だと半数は拒否し、同意を得られる平均提示額は450円といいます。人は何かを犠牲にしてでも、不公正を罰したいという感情を持つ社会的動物なのです。

なるほど社会保障は、直感的な損得勘定から見れば、お金持ちにとって損な制度でしょう。しかし、正しいことが常にわかりやすいわけではありません。さまざまな面から見ると、お金持ちにも社会保障は合理的な制度です。その証拠に数十年単位で見れば、社会保障は拡充を続けてきました。目先の損得勘定などで論議せず、社会保障を守り拡充していく社会であってほしいと思います。

第3章　健康格差は子どものときから始まっている

■健康格差は子どものときから始まっている

健康格差の調査を進めていく中でわかってきたことは、すでに子どものときから格差が始まっているのではないか、ということです。子どものころの経験あるいは環境が、実は高齢期にまで影響している、影を落としていることが見えてきたのです。

教育を受けた年数によって、健康に影響があることはすでに紹介しましたが、第3章ではそれ以前の胎児期や貧困が健康に与える影響について解説していきたいと思います。

子どもの健康を考える際の視点は大きく四つあります。

一つ目は、まだお母さんのおなかの中にいる胎児期が、実は大事である、ということです。

二つ目は、社会問題となっている子どもの貧困です。その影響が健康にまで及んでいます。

三つ目は、経験の積み重ねの影響です。人は生まれてから徐々に成長して子ども、青年、成人、高齢期と至るわけですが、その人生経路で起きることが積み重なって、成人期や高齢期の健康ができあがっていきます。これをライフコースと呼びます。このように時間軸に沿って、視野を広げていくと、「社会的排除」が見えてきます。
四つ目は、それらを踏まえて、教育は大事ですが、それ以外にもできること、やるべきことが実は多くあるのではないか、という視点です。

■低体重児は糖尿病になるリスクが５倍

大人になってから、あるいは高齢期になってからの健康状態が子どものときの影響を受けていることは、実感として理解できる面もあります。たとえば、肥満の人は小学校時代から肥満だった人が多いというのは、よくあるケースではないでしょうか。

このように、子どものころからの蓄積が影響していることがデータとして徐々にわかってきました。子どものころから、さらに遡《さかのぼ》っていくと、お母さんのおなかの中にいるときの環境も大事であることがわかってきました。その一例が図表14です。これは英国の研究ですが、横軸が出生時の体重です。４キログラムを超える赤ちゃんがいます。日本なら巨大な赤ちゃんで、お母さんの糖尿病を心配したくなるレベルですが、英国人は日本人より体格が大きいのです。２０１８年４月に誕生したロイヤルベビー「ルイ王子」も３８２７

グラム と4キログラムに近い体重でした。

図の左に行くほど出生時の体重が小さい赤ちゃんです。

誕生した赤ちゃんをその後、64年間追跡して糖尿病になった人の割合を見ると、きれいに右肩下がりになりました。つまり**低体重で生まれた赤ちゃんほど糖尿病になりやすいの**です。

その差は、実に5倍以上という結果です。なぜか。生物学的メカニズムを知るために動物実験も行われました。マウスのおなかの中にいる胎児を飢餓状態にさらすと、インスリン感受性が変わります。

インスリン感受性とは、インスリンの分泌量に応じて血糖値が下がる度合いのことです。「インスリン感受性が低い」あるいは「インスリン抵抗性が高い」と血糖値が高くなり糖尿病になりやすくなります。

胎児のときに飢餓状態に置かれると、インスリン感受性が下がってしまうのです。

その結果、出生後に同じ食事を与えても、低体重児の場合には糖尿病や肥満になりやすい。それがマウスの実験で確認されました。

肥満は、たくさん食べた本人のせいだといわれます。しかし、出生時の体重まで自己責

図表14　64歳（男性）時の糖尿病罹患リスクと出生時体重の関係（BMI調整済み）

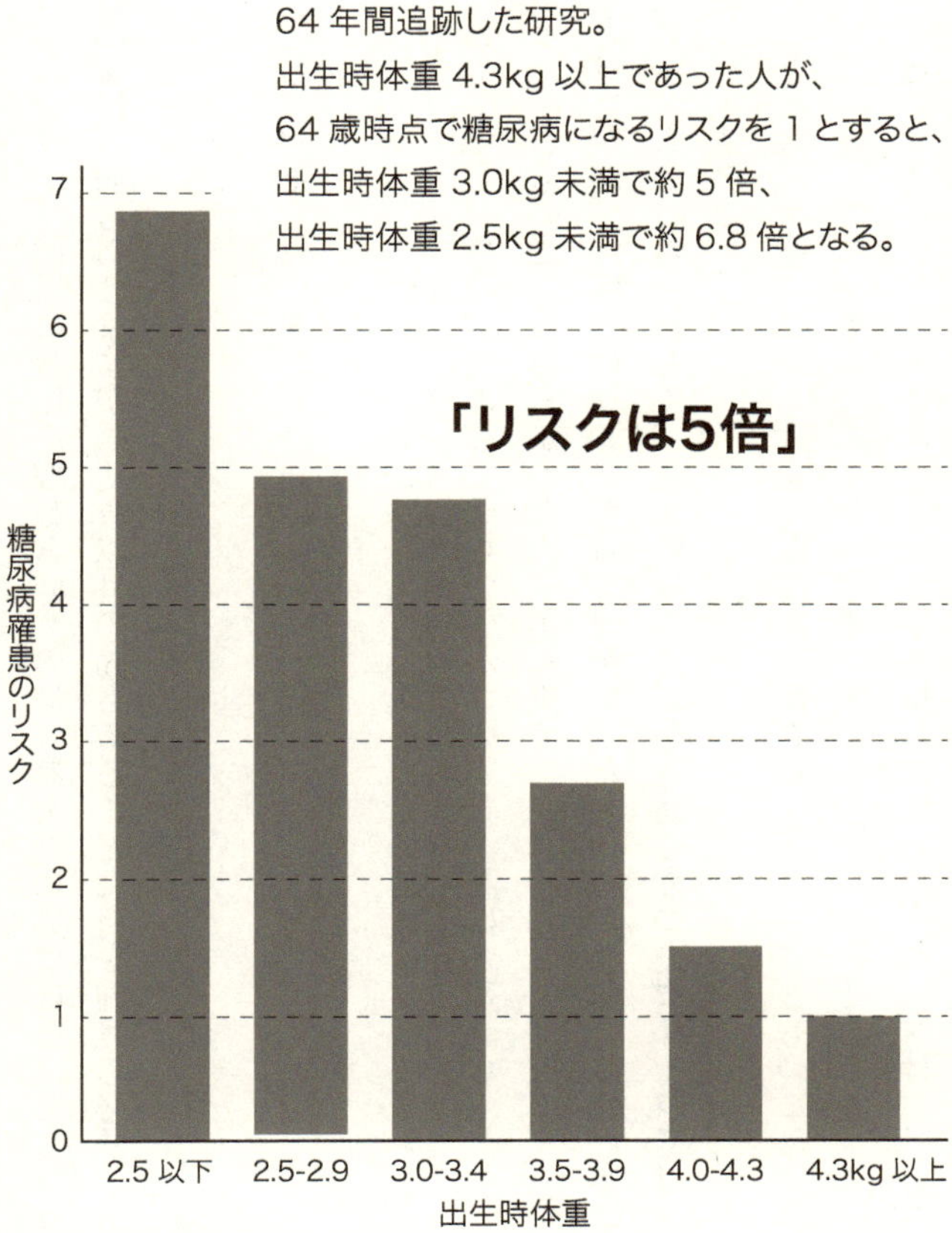
64年間追跡した研究。
出生時体重4.3kg以上であった人が、
64歳時点で糖尿病になるリスクを1とすると、
出生時体重3.0kg未満で約5倍、
出生時体重2.5kg未満で約6.8倍となる。
「リスクは5倍」
糖尿病罹患のリスク
7
6
5
4
3
2
1
0
2.5以下
2.5-2.9
3.0-3.4
3.5-3.9
4.0-4.3
4.3kg以上
出生時体重

※Source of Fig.2:Barker DJP.Mothers,babies and discase in later life,2nd ed. Edinburgh,Churchill Livingstone,1998
（WHO2008）

任といえるでしょうか。胎児に責任を取れというのは、あまりに酷ではないでしょうか。肥満には自己責任の面もありますが、それ以外の面もあることに目を向ける必要があるのです。

■子ども時代も貧困だと死亡率が4倍高い

二つ目は子どもの貧困の健康への影響です。それは死亡率にまで及びます。図表15はノルウェーのデータです。横軸が成人してからの豊かさを表し、右ほど豊かな人たちです。奥に行くほど、子どものころに貧しかった人を示します。

子どものときに豊かで、成人になってからも豊かな人たち（右の手前）の死亡率に比べると、左奥の子どものころも貧しく、**大人になってからも貧しかったグループでは、死亡率が約4倍**という結果です。

興味深いことに大人になってから大金持ちになったグループは、子どものころに貧しかったグループ（右奥）であっても、あまり死亡率に他との差がありません。

一方で2番目のグループ、大人になってから中金持ちになったグループは、子どものこ

図表 15　小児期と現在の社会経済指標と
死亡率相対リスク
（31～ 50歳の男性）

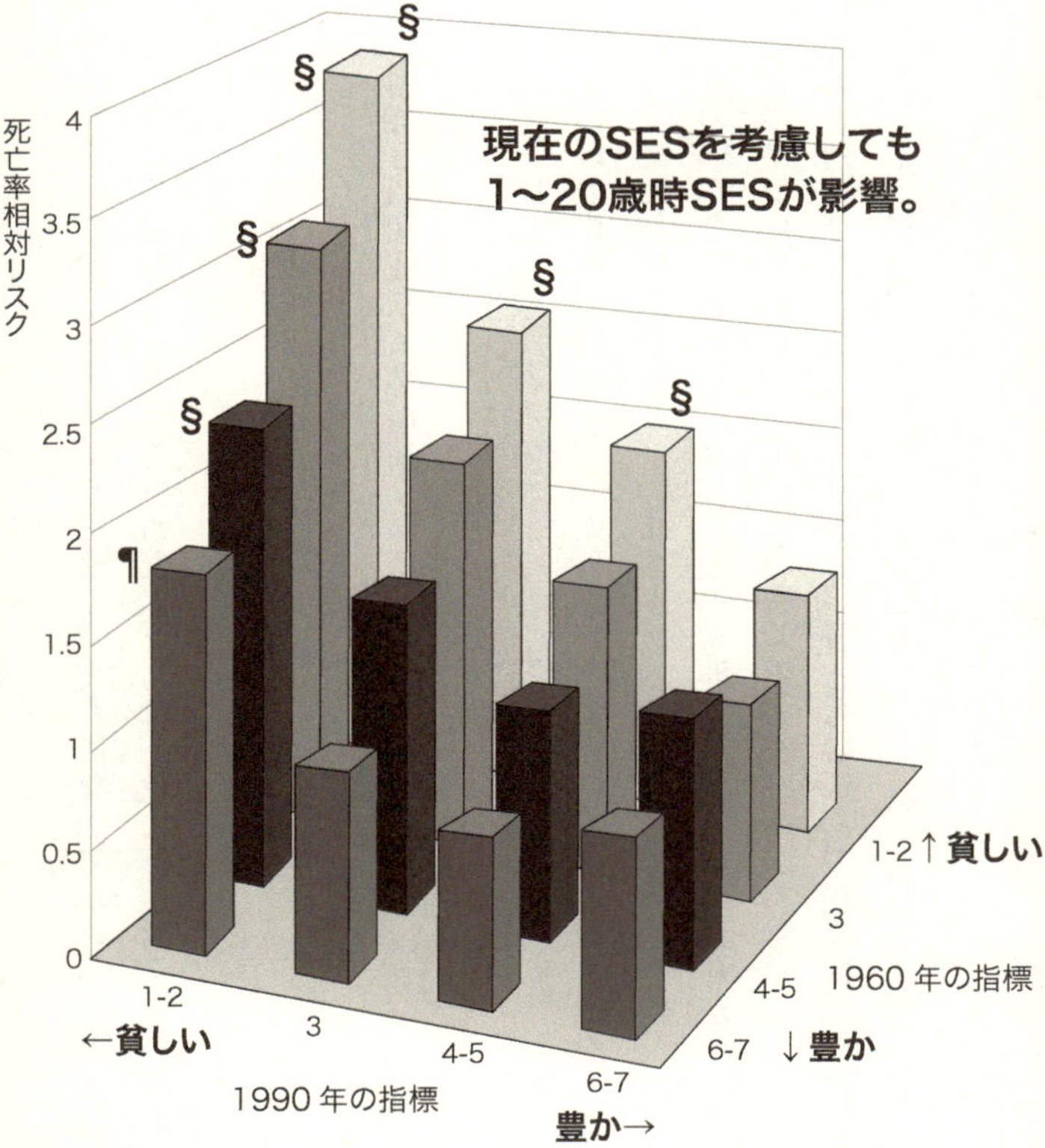

§: p<0.001
¶ : p<0.05
※Claussen B, et al, 2003 のデータ (n=128,723) から作成。

ろに貧しかった悪影響を取り除くことができません。大人になってからある程度豊かになった人でも、子どものころに厳しい環境で育った人たちは、死亡率がおよそ2倍高いのです。

このノルウェーのデータは衝撃的です。

■子ども時代に貧困だと認知症リスクが高くなる

日本でもノルウェーと同じ現象があるのかどうかを調べてみました。

私たちが利用したのは死亡率ではなく、一人暮らしをするのに必要な生活能力（IADL）です。本書ではすでに何度か登場していますが、電車、バスで外出したり、買い物を一人でしたり、食事の準備を自分でしたり、お金の管理をしたり、これらが一つでもできない人が、どんなグループに多いのかを調べてみました（23ページ参照）。

まず図表16の左側3列のグラフを見てください。子どものころの経済状況をお尋ねし、周囲と比較して「上」「中の上」、「中の中」、「中の下」、「下」の5段階で回答してもらい、「高所得」「中所得」「低所得」の三つの区分にまとめ直したものです。

図表16　子ども時代の貧困が将来にもたらすもの

小児期の社会経済階層の主観的評価が低いほど
高齢期にIADL制限がある確率は高い。

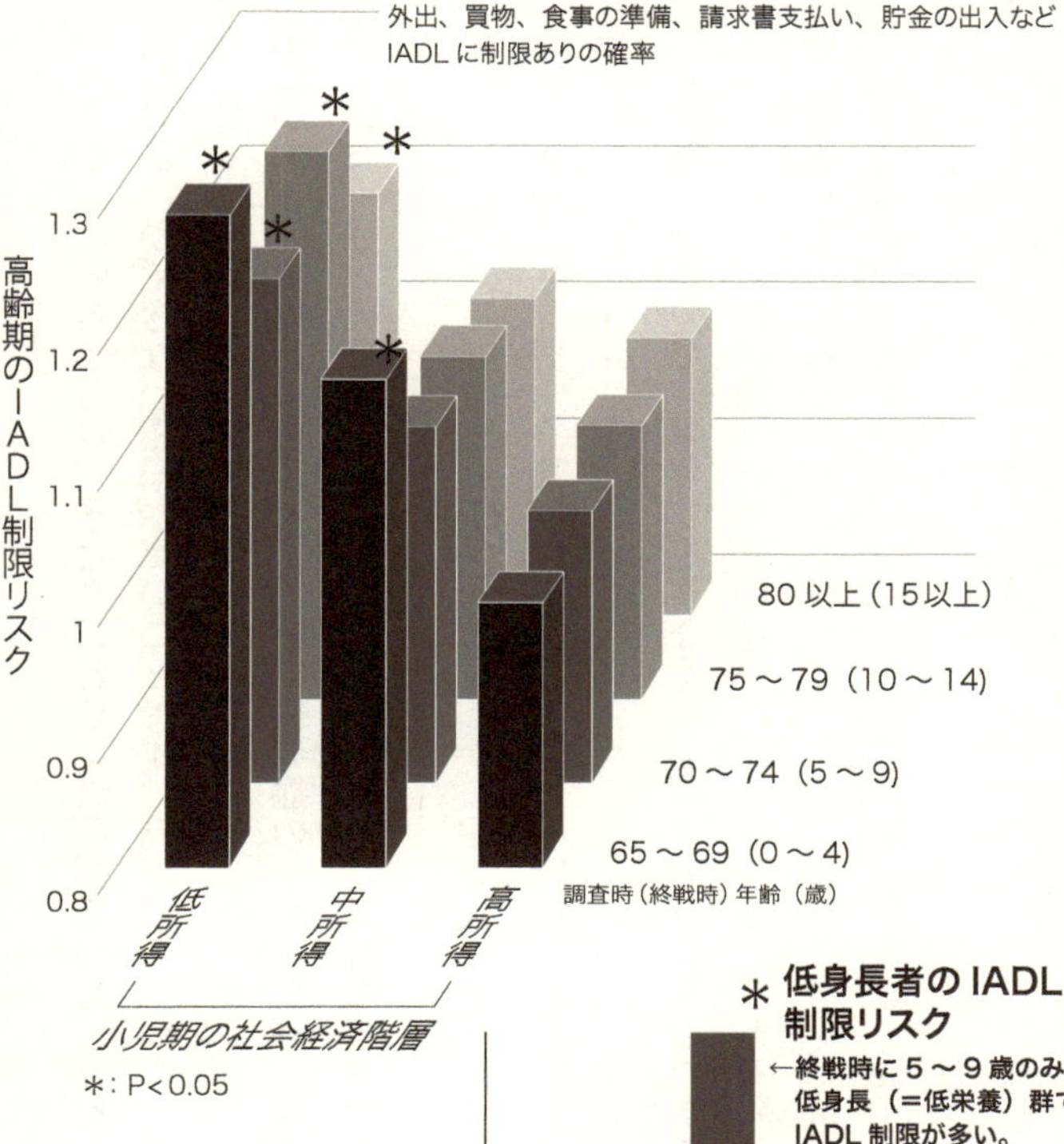

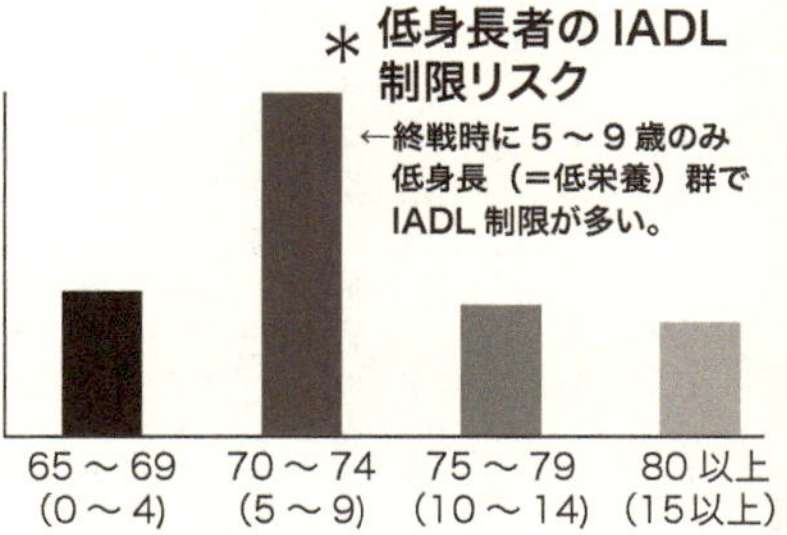

Fujiwara T et al.
※Associations of Childhood Socioeconomic Status and Adulthood Height With Functional Limitations Among Japanese Older People;Results From the JAGES 2010 Project(N=15,499）から作成。

この3本のグラフからわかることは、**子どものときに低所得だった人ほど、高齢になったときに身の回りのことができない確率が高い**ことです。高齢期の年齢を5歳ごとにわけてみても、同じであることがわかりました。

IADLに制限がある人を追跡調査すると、認知症発症のリスクが高いこともわかっています。言い換えれば、子ども時代に貧困にさらされると、認知症のリスクが高まるということがわかってきたのです。

もう一つ、驚くべき結果が出ました。右下の4本の棒の高さを比べてみてください。左から2本目だけ高くなっています。子どものころに栄養を十分にもらえなかった人は、背が低くなる傾向があることがわかっています。

身長には遺伝も影響しますので、栄養が足りなくても背が伸びる人もいます。ただ、集団で見れば子どものころに栄養状態が悪いと、身長が低くなる傾向があるのは確かです。

この背が低い（栄養を十分に得られなかった）人たちで認知症リスクが高いかどうかを調べたのが、右端の4本の棒グラフです。結果、特定の年齢の群だけ、認知症リスクが高いという結果になりました。

具体的に言えば、昭和20年の終戦当時に5歳から9歳であった人、身長が一番伸びる時期に低栄養状態にさらされていた人です。

終戦当時は最も栄養状態が悪かった時代です。その時代に成長期を過ごした世代で背の低い人は、認知症リスクが高いのです。

これらのデータから、日本人でも子どものころにしっかりと栄養を与えられなかった、おそらく貧困にさらされた人たちにおいて、50年後の高齢期の健康状態にまで悪影響が出ることが徐々に裏づけられています。

■社会的排除が貧困を生み出す

なぜそんなことが起きるのでしょうか。それが三つ目の視点です。

貧困が生まれるプロセスに着目して出てきたのが「社会的排除」という考え方です。

昔は貧困を「物質的な欠乏」と捉《とら》えていました。しかし、「なぜ貧困になるのか」というプロセスに着目してさまざまな研究を進めていくと、実は物質的な貧しさだけではないことがわかりました。

社会とのさまざまなつながりを絶たれて、社会から押し出され、排除されていくプロセスが絡んでいることがわかってきたわけです。

たとえば、家族が崩壊して「家庭」という居場所すらなくなってしまう、家族・家庭から押し出されてしまう。あるいは高校や大学で教育を受けるという社会的な経験から排除されてしまう。

すると、就職するときにも正社員になれず、非正規の仕事となる可能性が高くなります。さらに、家庭内暴力（ＤＶ）にあって逃げている母子家庭の中には、居場所を知られないように住民票の登録さえしていない場合もあります。そうすると、さまざまな公的な福祉制度が利用できません。

このような形で社会から排除された結果、十分な教育を受けられず、いい仕事に就けず、制度による支援も受けられず貧困に陥ってしまいます。そんな社会から排除されていくプロセスがあることがわかってきたのです。

教育を受ける機会がなければ能力の開発が難しいので、何かあれば真っ先に仕事を失う。もし、住み込みで働いていたら、住まいまでなくなってしまいます。結果ホームレスになる。そういったプロセスで貧困状態に陥っている人が多いことがわかってきました。

■溺れている人に泳ぎ方を教える前にすべきこと

　このような状況を川の流れにたとえると、貧困に陥った人あるいは病気に罹《かか》っている人は、川に落ちて溺《おぼ》れている人と言えます。福祉制度の申請支援や健康教育というのは、いわば泳ぎ方を学ぶことで自分で自分を助けるために行われるのですが、すでに溺れてしまっている人たちへの支援策です。

　溺れている人も最初は陸の上を歩いていたのです。その人たちがなぜ溺れたのか、原因に目を向け、予防できないでしょうか。

　この人たちは川の上流で、子どものころに突き落とされて、貧困や病気になったのです。そう考えると、子どものころに、この人たちが川に落ちないように、橋をかけたり柵《さく》を巡らしたりして、転落する子どもたちを減らす、そんな上流でのアプローチがもっと検討され、論議されるべきではないでしょうか。

■貧困は親から子へ連鎖する

家庭の貧困や生活の困難が子どもの健康に、どの程度の影響を及ぼすのかを調べた結果もあります。図表17は東京・足立区の調査です。

まず、生活困難の定義ですが、足立区では、次の三つの要素を設定しました。

〈足立区が設定した生活困難の定義〉
・世帯年収が３００万円未満
・生活必需品がない
・電気代などの支払いに困った経験がある

このうちのいずれか一つでも該当する人を生活困難者とすると、足立区では４人に１人程度が当てはまりました。

その結果を基に、約25％の生活困難な子どもを右に、それに該当しない75％の子どもを左に並べて健康指標を比べたのが図表18と19です。

図表17　生活困難世帯は24.8%

「生活困難」を定義付ける3つの要素について、
そのいずれか1つでも該当する世帯を「生活困難」にある状態と定義。
したがって、この3つの要素に対する質問すべてに答えなかった62世帯を除く、
4,229世帯を対象とし、その内訳は以下の通り。

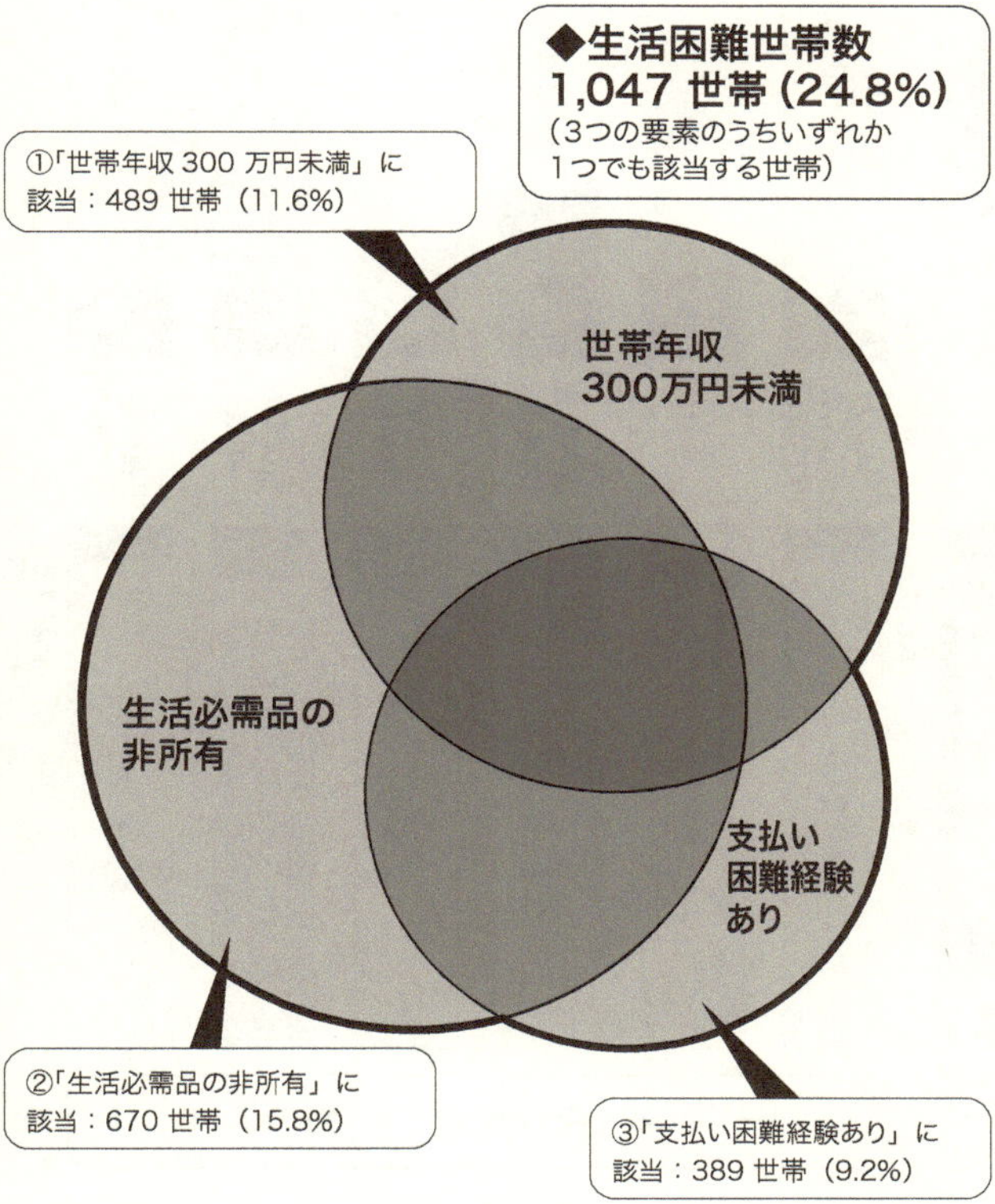

※出典：足立区・足立区教育委員会・国立成育医療研究センター研究所・社会医学研究部：子どもの健康・生活実態調査・平成27年度報告書（2016）

図表 18　生活困難世帯の子どもは不健康

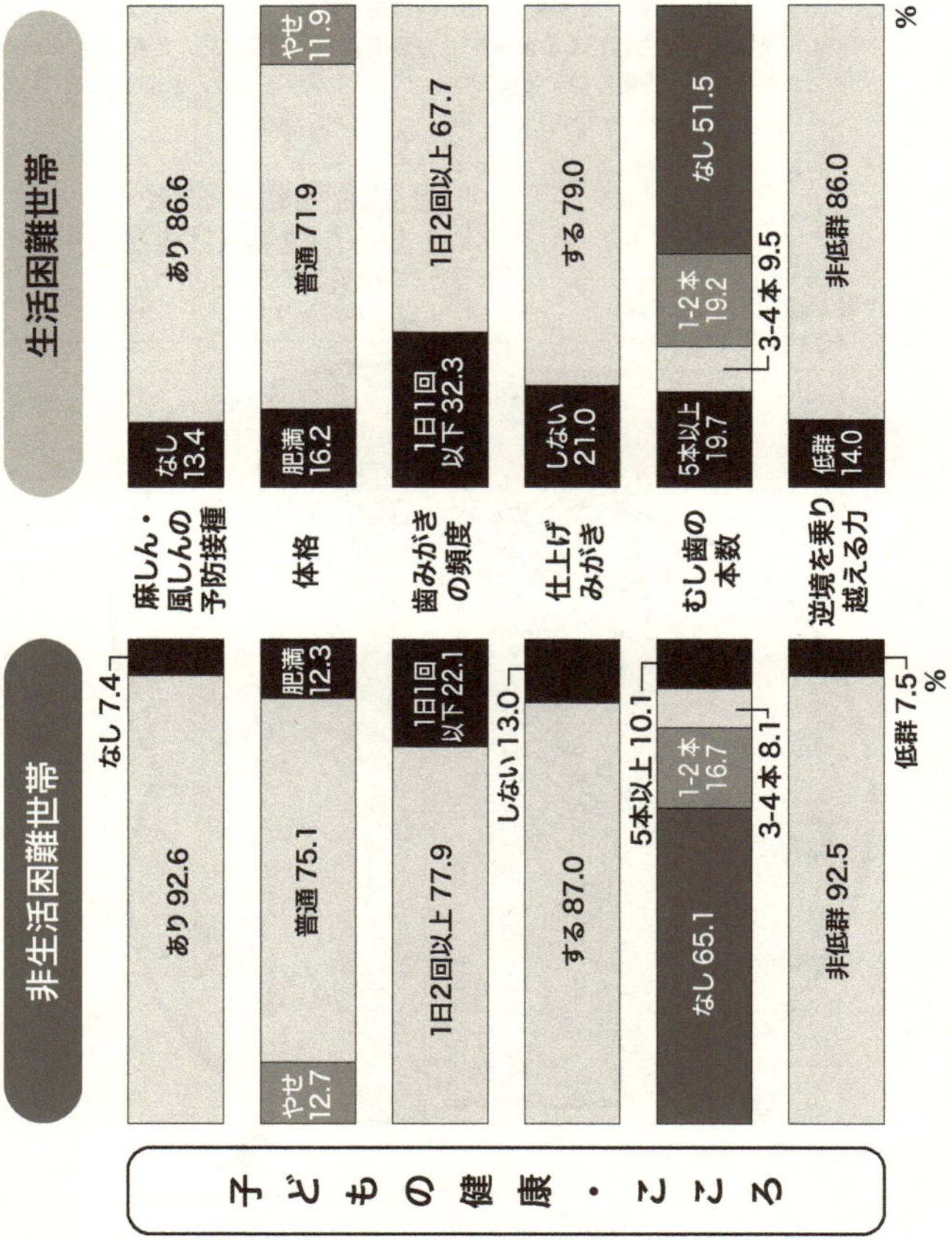

※出典：足立区・足立区教育委員会・国立成育医療研究センター研究所・社会医学研究部：子どもの健康・生活実態調査・平成 27 年度報告書（2016）

図表19　生活困難世帯では親も不健康

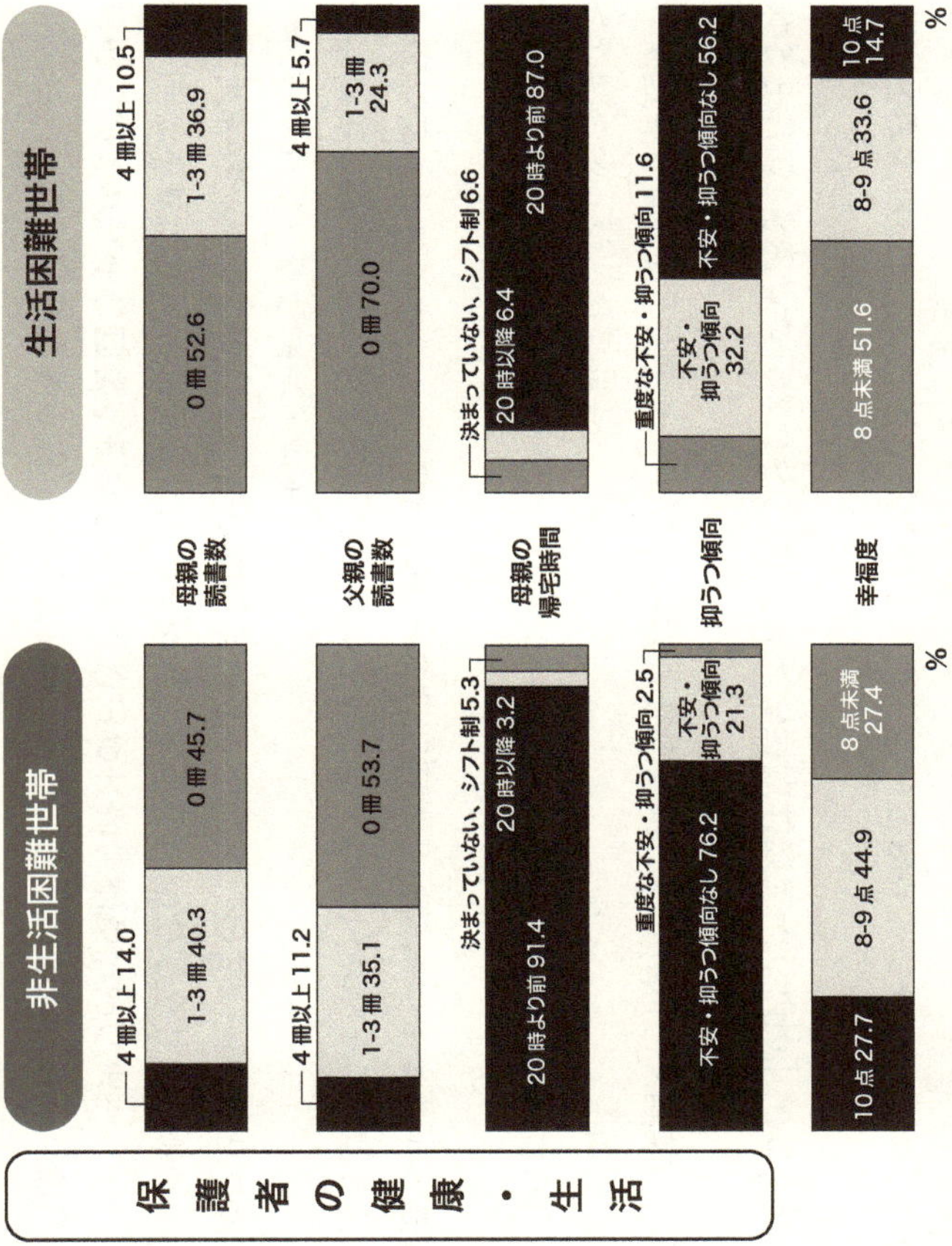

※出典：足立区・足立区教育委員会・国立成育医療研究センター研究所・社会医学研究部：子どもの健康・生活実態調査・平成27年度報告書（2016）

すると、**たとえば生活困難者では、予防接種をしていない子どもがおよそ2倍になりました。あるいはハミガキの回数や虫歯の本数などにも大きな差がでています。**

さらに、逆境を乗り越える力が低い子どもも約2倍多いことがわかっています。子どもが貧困にさらされるのは、親の責任でしょうか。ところが、こういった家庭では親たちも苦労している姿が見えてきます。

たとえば母親の帰宅時間が20時以降の人たちが2倍多い。ダブルジョブで昼の仕事と夜の仕事を掛け持ちでこなしても、「最低賃金では生活保護の水準ギリギリ」との指摘があります。

長時間労働をすれば、鬱になる人が多くなることも、わかっています。そして、幸福度が低い人たちが多くなっています。

これらが積み重なって、子どもたちの生育環境が構成されていることを理解する必要があります。

成功者の中には、「俺も昔は貧しかった」「本人が頑張れば何とかなる」という人もいます。しかし、いまは環境が違います。

終戦直後の時代であれば、日本中みんなが貧しかったのです。いまは、貧富の差が19

６０～70年代とは比べものにならないほど広がっています。格差社会の中での貧困が何を意味するのかを見極める必要があるでしょう。

■米国の貧困家庭の子どもは脳が小さい

それらは心の持ちようだけでは解決できません。実際に脳の容積にまで影響が及んでいることが米国の研究で報告されています。

原因としては、たとえば家庭で使われる単語の種類などが、高学歴の親とあまり教育を受けられなかった親では違う——、子どもにかけられる言葉の種類の豊かさに差があることがわかっていますし、生育環境におけるさまざまな刺激の量の差もあります。

これらによって脳の発達にも違いがでて容積にまで差が出ているというのです。

脳の容積まで自己責任といえるでしょうか。

子どもに自己責任というのはあまりにも酷です。だとすれば、誰が望ましい環境をつくってあげるのか、それを考える必要が出てくるでしょう。

心の面も同じです。「あいつらはやる気がない」「無気力だ」「俺のように頑張れば道は開ける」と言う人がいます。

これも本人の努力だけで決まるものではないことが動物実験で確認されています。図表20は犬を3群に分けて実験したものです。実験の本番の前に、1番目のグループは、本人が頑張れば逃げられるという経験をさせます。2番目のグループは、比較対照として何もしません。3番目のグループは、逃げようとしても逃げられないという経験をさせました。

そして、実験の本番では三つのグループを同じ条件にして「頑張れば逃げられる状態」に置きます。

三つのグループで結果に差がなければ、生まれつきの性格や本人の努力しだいです。果たして実験前の経験の差による違いは出るのでしょうか。


実験1の内容を示したのが91ページです。

仕切り板の左半分の床だけ電気が流れるように設定されています。仕切りはジャンプすれば越えられる程度です。

1番目のグループは、左半分では電気が流れていますが、ジャンプして右半分に逃げれば電気ショックから逃れられることを事前に学んでいます。

もう一つ少し違う実験2の方法も試しています。犬のそばにパネルを置いておいて、たまたまそのパネルにタッチすると電流が止まるという体験もしばらくさせました。

とにかく嫌な思いをしたら、ジャンプして逃げたり、ところ構わずタッチしたりすれば自分の運命は変えられることを経験させるのです。

2番目のグループは、何も事前学習をしません。

3番目のグループは、電気が流れて逃げようとしてもハーネスと呼ばれるもので体を固定されていて逃げられません。犬は逃げようとジタバタもがいても無駄であることを学習します。そういった環境で予備実験を繰り返します。

もう一つの実験2のパネルも1番目のグループと同じように置いてありますが、押しても何も起きません。すると、自分に不幸なことがあったとしても、それを受け入れるしかないという経験が積み重なって、そういう世界観が形成されます。

それらの実験前の経験を経たあとに本番を迎えます。本番では3番目のグループのハーネスははずしてあるので、ジャンプすれば逃げられます。パネルを押せば電気は止まりま

図表20-1　学習性無力感を実験

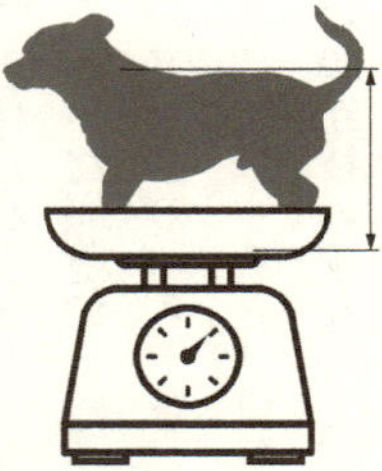
15 - 19 in.
(38.1-48.3cm)
25-29 lb.
(11.3-13.2kg)

対象：雑種犬
全24頭

比較グループ：各グループ8頭ずつ

◆ **Escape**（逃げることが可能と事前に学習した群）

◆ **Normal Control**（コントロール群）

◆ **Yoked Control**（逃げることが不可能と事前に学習した群）

Escape（逃避可能と事前に学習した群）

実験 1：仕切りを飛び越えて逃げる

実験 2：パネルで電流止める

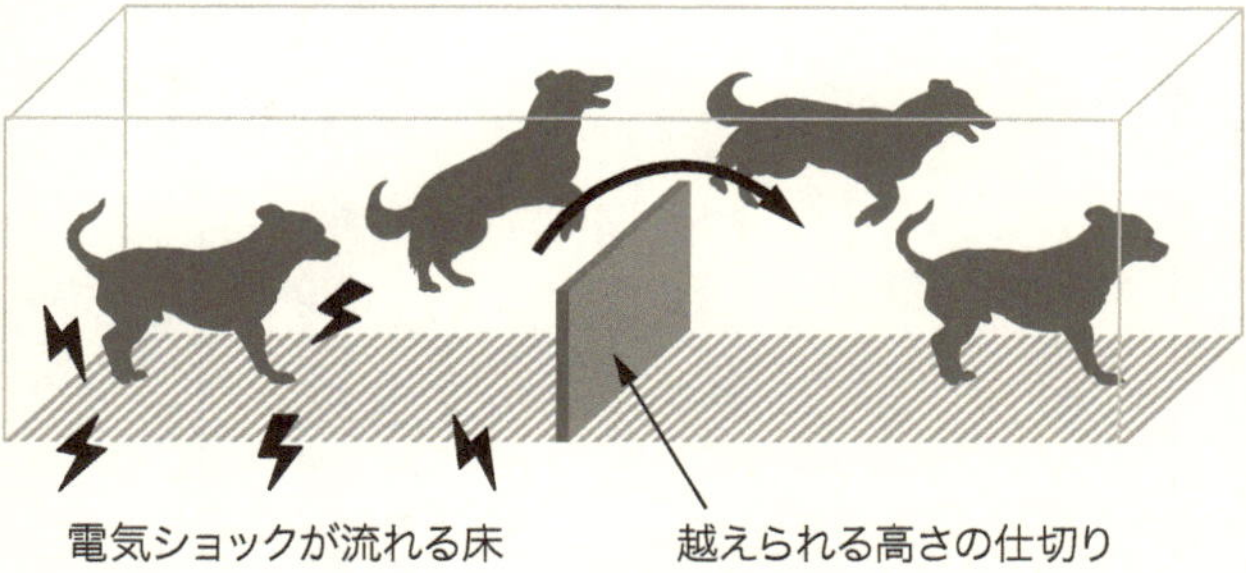

Yoked Control（逃避不可能と学習した群）

実験 1 で逃げない

実験 2 でパネル押さない

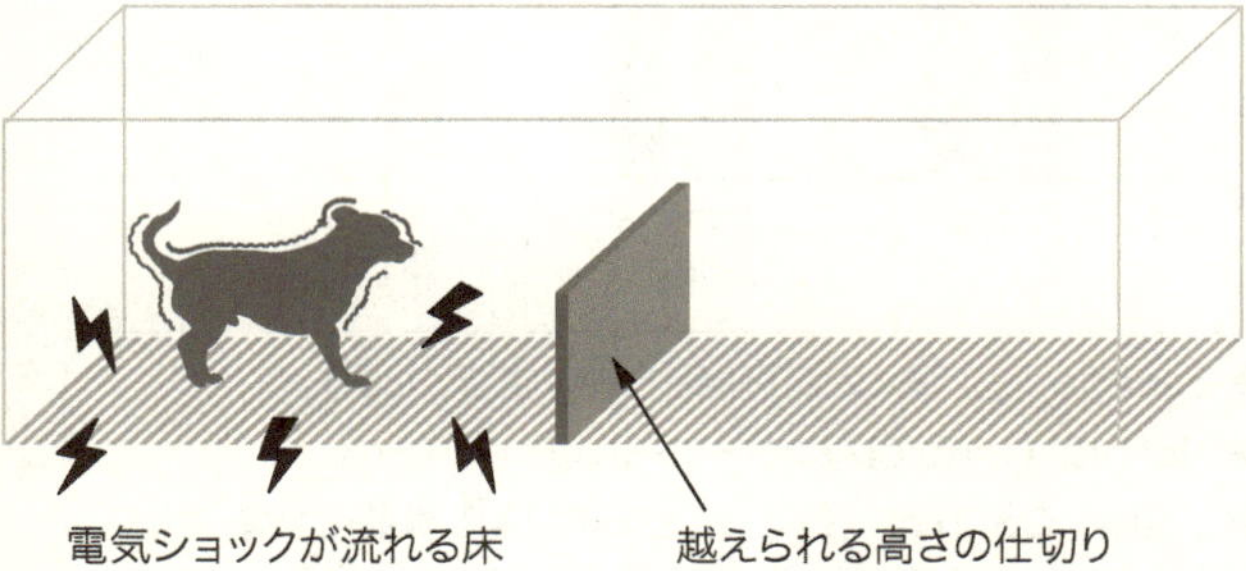

図表 20-2　**学習性無力感**

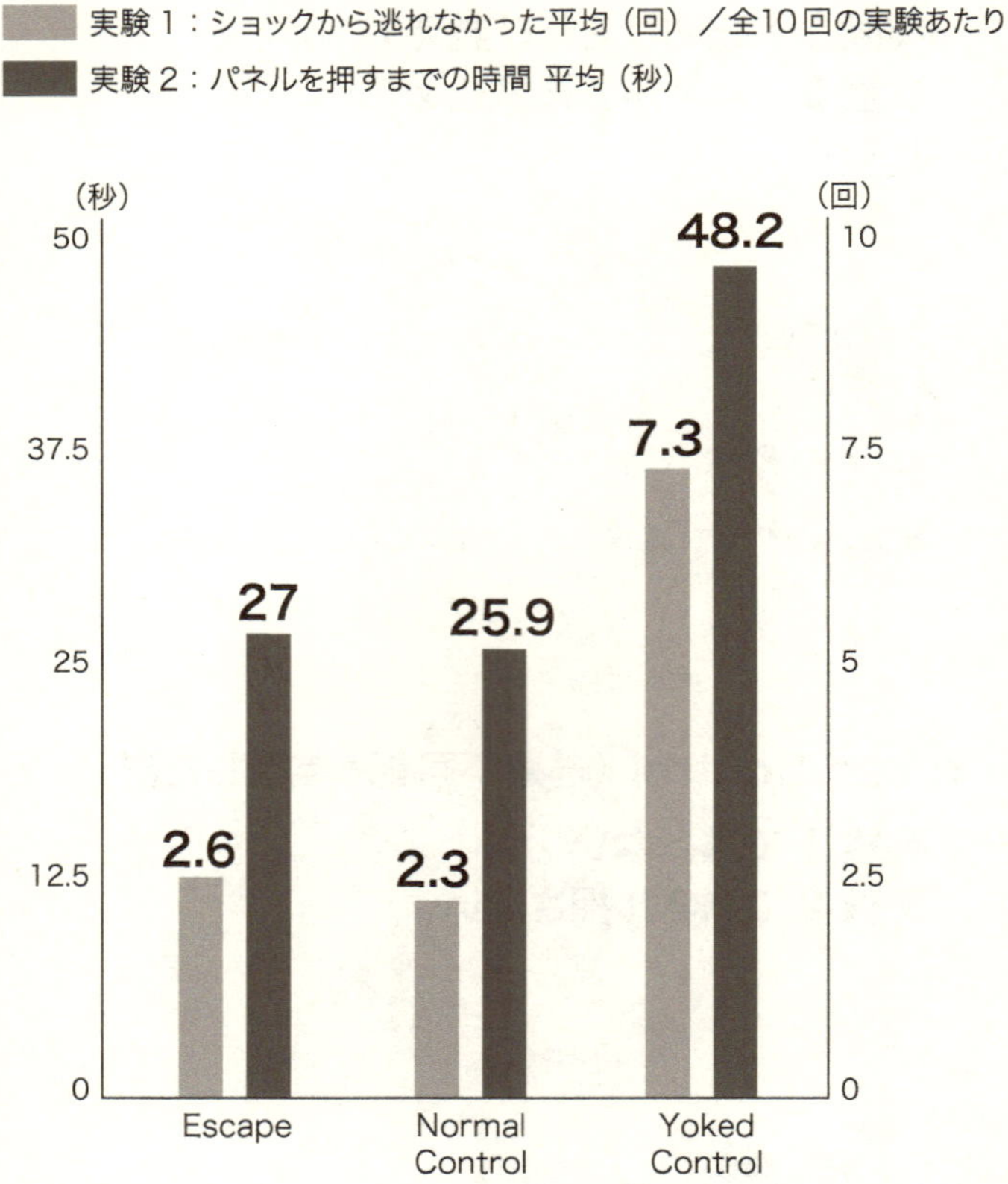

◆ **Escape**（逃げることが可能と事前に学習した群）
◆ **Normal Control**（コントロール群）
◆ **Yoked Control**（逃げることが不可能と事前に学習した群）

す。

結果はどうだったでしょうか。

逃げられなかった回数とパネルを押すまでの時間を示しています。

グラフは左から1番目のグループ、2番目のグループ、3番目のグループの順に並んでいます。

電気ショックがきたら、ジャンプして逃げるかどうかを確認する実験1を10回行いました。逃げられることを学習した1番目のグループでは、逃げることに失敗したのが3回弱で、約7回はジャンプして逃げることができました。

それに対して無力感を学習させた3番目のグループでは、7回は逃げられず、そのましびれ続けていたのです。

実験2では1番目のグループは、27秒でパネルを押して電気を止めましたが、3番目のグループはパネルを押すまでに48秒かかっています。20秒間も長く、しびれ続けていたのです。

この実験により、無力感は学習されることが明らかになりました。

これは貧困な環境で無力感を覚える経験にさらされ続けた子どもたちにも当てはまるかもしれません。

塾へ通うか、家庭で親が教えてあげないと、子どもが学校の学習についていけないとも言われます。

そのような支援を受けて「わかった」という体験をした子どもは「自分が頑張れば理解できる」という有能感が身に付くでしょう。

しかし、親が帰ってくるのが20時以降で、子どもがわからないことを聞いても、「疲れているからごめん」と相手にしてくれない。そんな環境でずっと育ったら、自分の力だけで乗り越えられるでしょうか。

自分が頑張ってもダメだという経験を積み重ねたら人間だって無力感を学習してしまう。そんな環境に置かれている子どもがいるのではないかということです。

■子どもへの声のかけ方が高齢者問題に影響する⁉

生育環境によって受ける影響が違うという人間での例を探していました。見つかったのは、ネットで話題になった「声かけ変換表」です（https://www.facebook.com/ideatools note）。

子どもがいつまでも遊んでいるとつい「いいかげんにしなさい！」などと言ってしまいます。冷静に考えてみれば「あと何分で終われそう？」という声のかけ方もあるわけです。あるいは「早く支度しなさい！」と怒鳴るのではなく、「5分で終われば、あと10分遊べるよ」と言うこともできます。「だったら早く支度して遊んだほうがいい」と考えて、支度をする子どももいるでしょう。

声のかけ方など受ける刺激によって、子どもの反応や行動は違ってくるのです。母親たちの間で、「実践したいけれど、難しいわね」とネット上で話題になったのです。

この項目は24番まであって、最後にこんなものがあります。

つい言ってしまう言葉に「何やってんのッ！　バカタレ！」という言葉があります。これを言い換えると、どうなるでしょうか。

この資料によると、「さすが、天才！　一緒に片づけよっか」です。

ずっと「バカタレ」と言われ続けて育った子どもと、「あなたは天才」と言われ続けて育った子どもとでは、「自分は〇〇だ」という自己評価が違ってくるのではないでしょう

図表21　ライフコースにおける影響経路

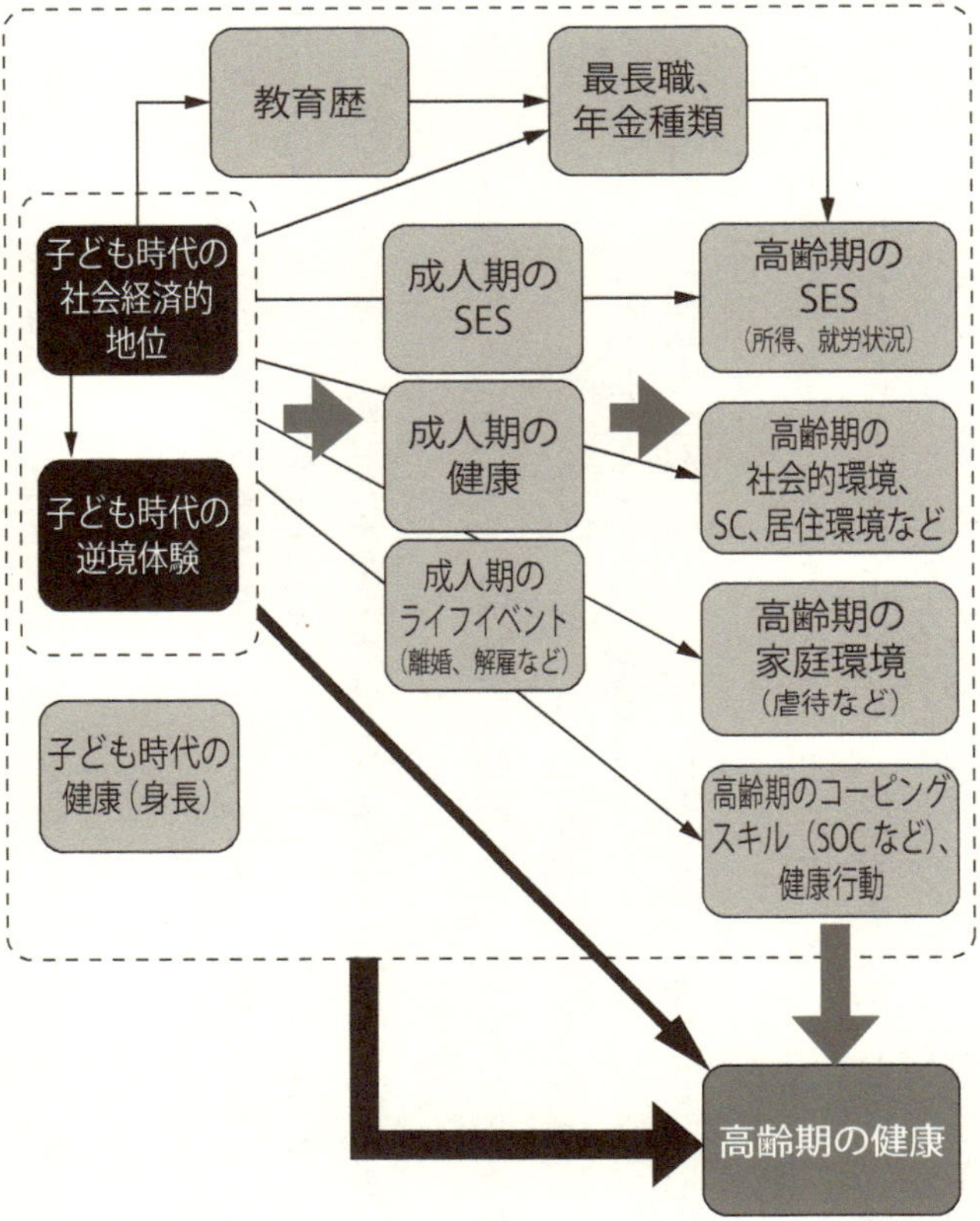

※東京医科歯科大学　藤原武男教授提供

か。その違いによって将来も違ってこないでしょうか。

金銭的、物質的な貧困だけでなく、こうした子どもの生育環境や経験にも目を向けて、考えるべきではないかと思います。

子どものころのさまざまな環境が子ども時代の健康にも自己評価にも影響しますし、どういう教育を受け能力を伸ばしたかによって職業が決まり、さらに年金額も決まってしまいます。

子どものころの生活習慣が成人期の生活習慣、さらに高齢期のさまざまなことに影響し、それらが積み重なって高齢期の健康に影響を及ぼしている。こんな経路が見えてきています。高齢者の問題も、実は子どものころからできるだけ良い環境を保ってあげることが長い時間を経て影響するのです。

■読書への取り組みで逆転

これらを踏まえて、どんなことができるのかを考えてみましょう。

子どもへの教育は、基礎学力を高めるうえで大事なことがわかっています。図表22は経済協力開発機構（ＯＥＣＤ）が実施した学習到達度調査（ＰＩＳＡ）のデータから作ったものです。

縦軸の点数が高いほど高い読解力を表します。奥に行くほど両親の職業的な地位が高い子どもです。どこを見ても、奥に行くほど棒の背が高くなっています。つまり、親の職業階層が高いほど読解力が高いという厳しい現実を表しています。

もう一つの側面が横軸です。読書への取り組みがしっかり行われている子どもほど読解力は高いという結果になっています。きれいな右肩上がりです。

たとえば、学校で始業前に10分間自分の読みたい本を読む「朝の読書」活動や児童館における絵本の読み聞かせのような取り組みが広がれば、親が仕事で夜遅くまで帰ってこられないような子どもであったとしても、読解力を引き出すことができることを意味します。

さらに注目したいのは、右の一番手前と左の一番奥です。どのような家庭に生まれたかの影響のほうが強いのなら、左奥のほうが点数は高くなるはずです。

しかし、恵まれた環境のもとに生まれても、読書への取り組みが弱ければ４９１点。親の職業的地位が低かったり、貧しい家庭に生まれたとしても、読書への取り組みが豊かな

図表 22　読書の取り組みと親の職業的地位別生徒の読解力得点

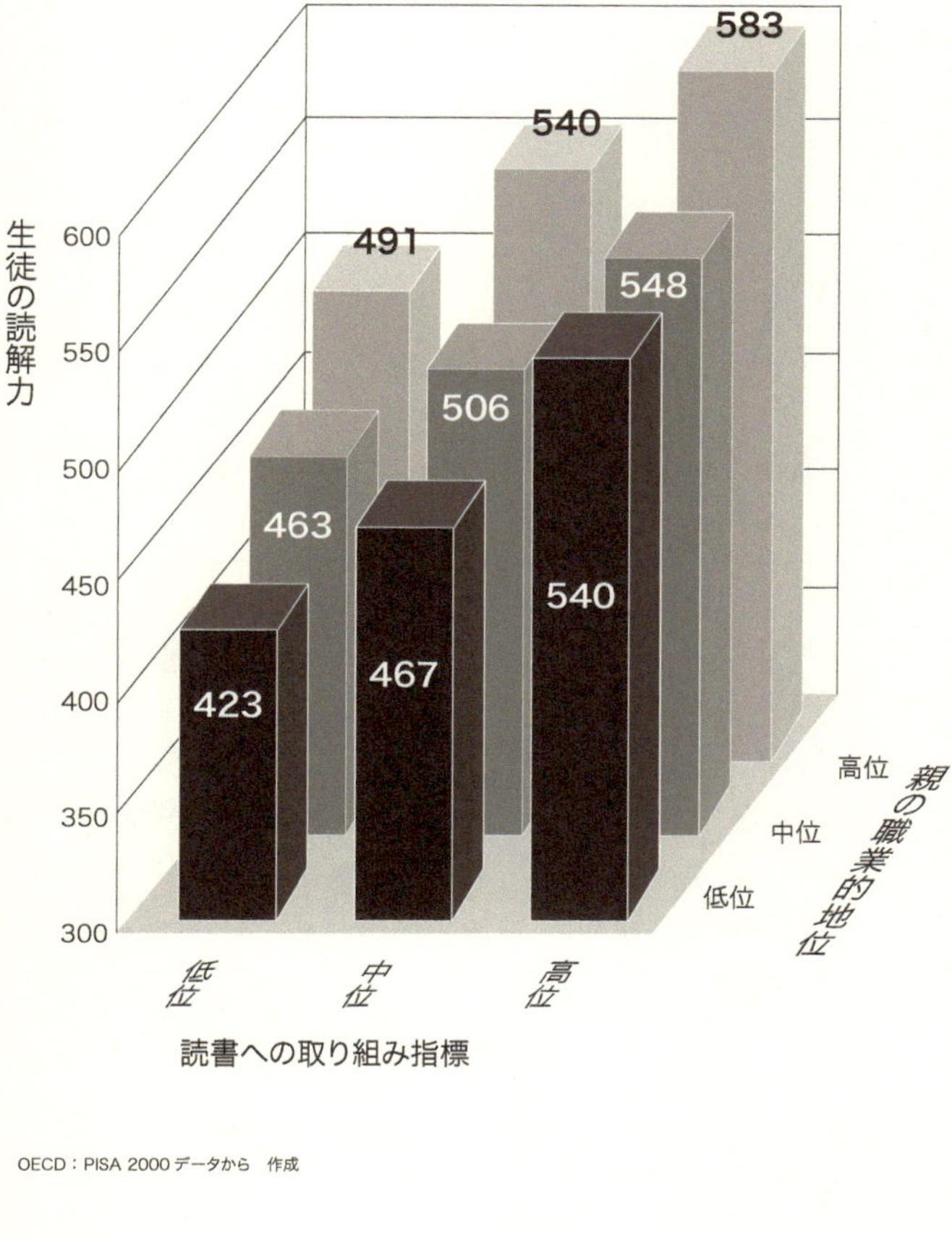

OECD：PISA 2000 データから　作成

図表 23　就学前教育の効果がもっとも大きい

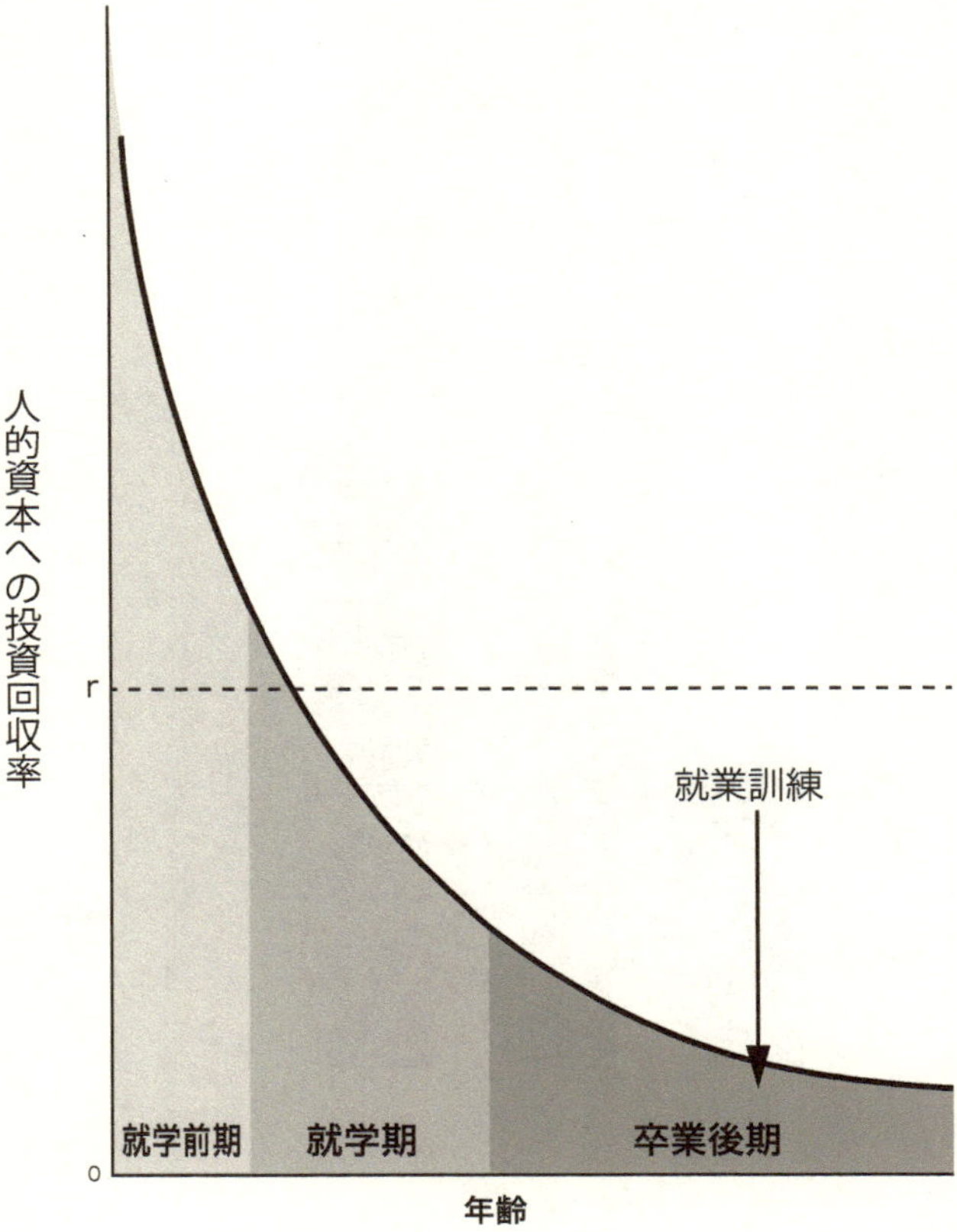

※James J. Heckman：Skill Formation and the Economics of Investing in Disadvantaged Children. Science 30 Jun 2006: Vol. 312, Issue 5782, pp. 1900-1902, DOI: 10.1126/science.1128898
http://science.sciencemag.org/content/312/5782/1900 を改変

環境で育ててあげることができれば540点です。

つまり逆転も可能であることがわかります。その子の持つ能力を最大限引き出す環境づくりが大事なのです。

このような教育への投資の大切さを示す研究でノーベル経済学賞を受賞したのが米国の経済学者ジェームズ・ヘックマン氏です。

彼によれば、特にこの教育効果が大きいのは、就学前教育だそうです。すでに米国や英国では就学前教育を強化する取り組みが広がっています。日本でも就学前教育の重要性が話題にのぼるようになっています。

■子どもの環境は親の環境でも変わる

子どもに影響を及ぼす要素として、親に相談できる相手がいるかどうかというような環境も大きくかかわってきます。

先に紹介した東京・足立区の調査に、両親に「相談できる相手がいるかどうか」で予防接種の接種率や逆境を乗り越える力に違いがあるのかを比べたデータがあります。

それによると、生活が困難な家庭でもお母さん、お父さんに相談相手がいるグループではワクチンを打っていない人は少なく、逆境を乗り越える力が低い子どもが少ないとの結果になっています。

両親だけで子どもを育てるのではなく、社会全体で子どもを支えるような環境にできれば、子どもの健康や力を引き出せる可能性があるのです。

それをすでに政策に取り入れているのが英国です。英国のナショナルヘルスサービス(国民保健サービス)では、Social Prescribing（社会的処方）という取り組みが広がっています。

その人に必要なものが薬であれば薬を処方すればいいのですが、その人に必要なものが薬ではなく社会関係だとすれば、「処方すべきなのは社会関係だ」という考え方です。

どこの国でも医師は忙しいので、ナビゲーターなどと呼ばれる人が地域にあるさまざまなグループに患者さんをつなげる役割を果たしています。２０１７年に現地で尋ねたところ、ロンドンの開業医のおよそ6割がこのサービス提供を始めていました。

たとえばある地域では20人の開業医に対して5人のナビゲーターを雇い、地域にある33のプログラムにも少しお金を補助して、紹介した患者さんを受け止めてもらうのです。

図表 24　保護者が困ったときに相談相手がいると生活困難の影響を軽減できる可能性

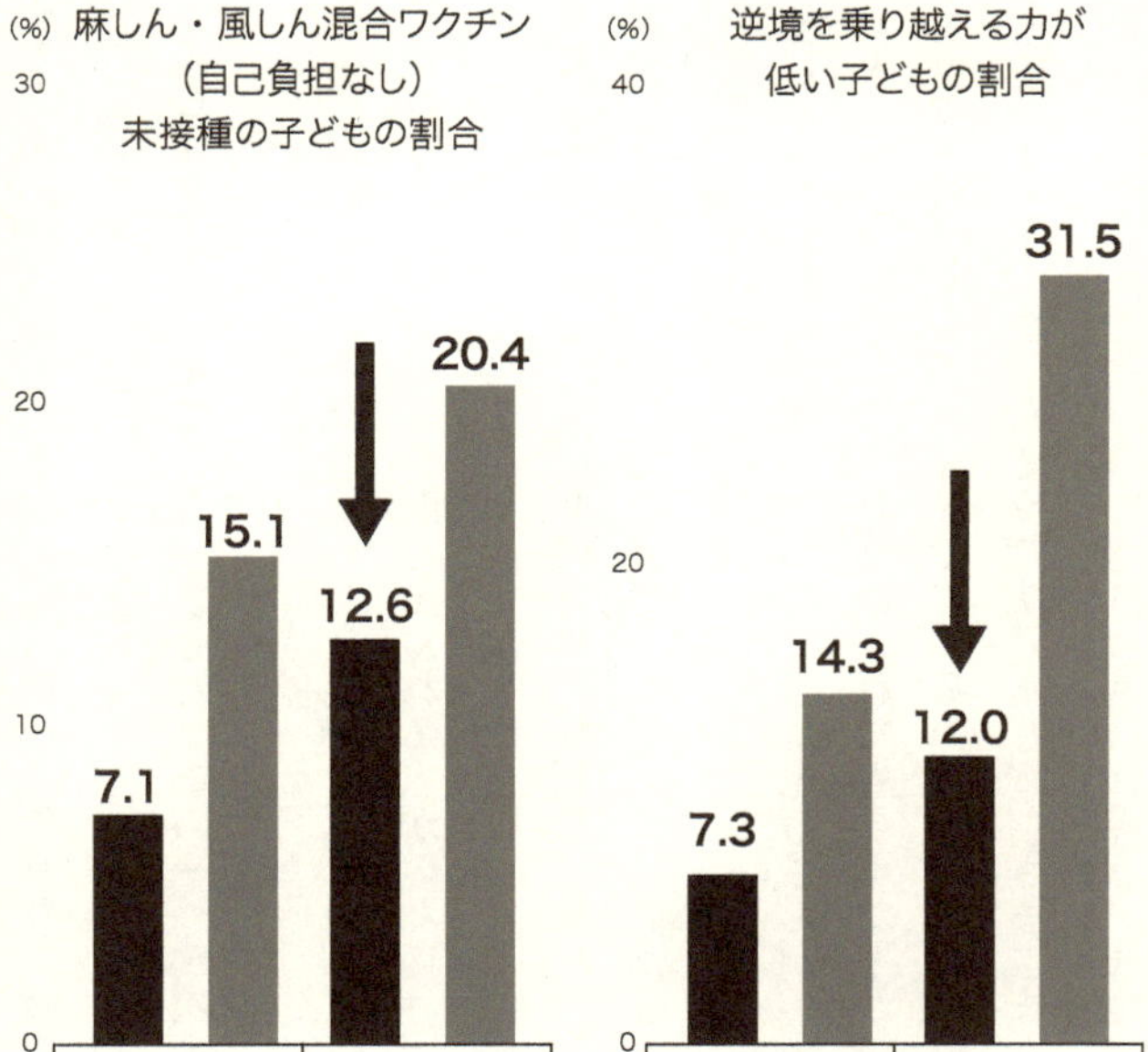

※足立区・足立区教育委員会・国立成育医療研究センター研究所 社会医学研究部：
子どもの健康・生活実態調査，平成 27 年度 報告書，2016
https://www.city.adachi.tokyo.jp/hisho/ku/kucho/documents/h27houkoku.pdf

これをある大学が調べたところ、入院日数が１割減り、救急受診が17％も減ったそうです。驚くべき効果です（Rotherham Social Prescribing Project より）。

そこで、エピソードを教えてもらいました。その一つが次のようなケースです。

夜な夜な救急受診していた女性がいたそうです。その人は軽い精神障害で孤独感や不安が強くて寝られない。自分の話を聞いてくれる人がいない。当直のお医者さんだったら話を聞いてくれるので夜に受診していたというのです。そこで睡眠薬を処方されていました。医師からしてみると、この人に必要なのは睡眠薬ではなく、孤独感を紛らわしてくれて話を聞いてくれる人です。そこでナビゲーターにつないだところ、本人の要望をいろいろ聞いて、患者会を紹介したそうです。

そこには自分と同じ精神障害で苦しんできた患者さんがいました。いろいろな思いを最後まで聞いてもらい、共感してくれ受け入れてもらうことができました。

ようやく自分の居場所ができたのです。その人は、患者会のボランティアをするようになり、やがてリーダーになったそうです。そして、さまざまな活動をする中で、自分と同じ苦しみを持った人を一人でも多く救いたいとの使命や役割もできました。そうして「もう診療所なんか行っている暇はない！」と、救急診療所に来なくなったそうです。
このように、症状が改善した人が全体で見ると、十数％もいたそうです。

■健康格差の縮小に成功した英国の取り組み

英国では健康格差を放置できないとして、２０００年前後から当時のブレア首相がさまざまな政策を打ち出し、保健医療政策にとどまらない取り組みを積み重ねました。たとえば子どもの貧困を減らすための取り組みや歩きたくなるまちづくり、コミュニティづくりなどです。それらの結果、**最も豊かな地域と最も貧しい地域の平均寿命の差が7年から4・4年に縮小されました。**

図表 25　英国では子どもの貧困が 3 割減

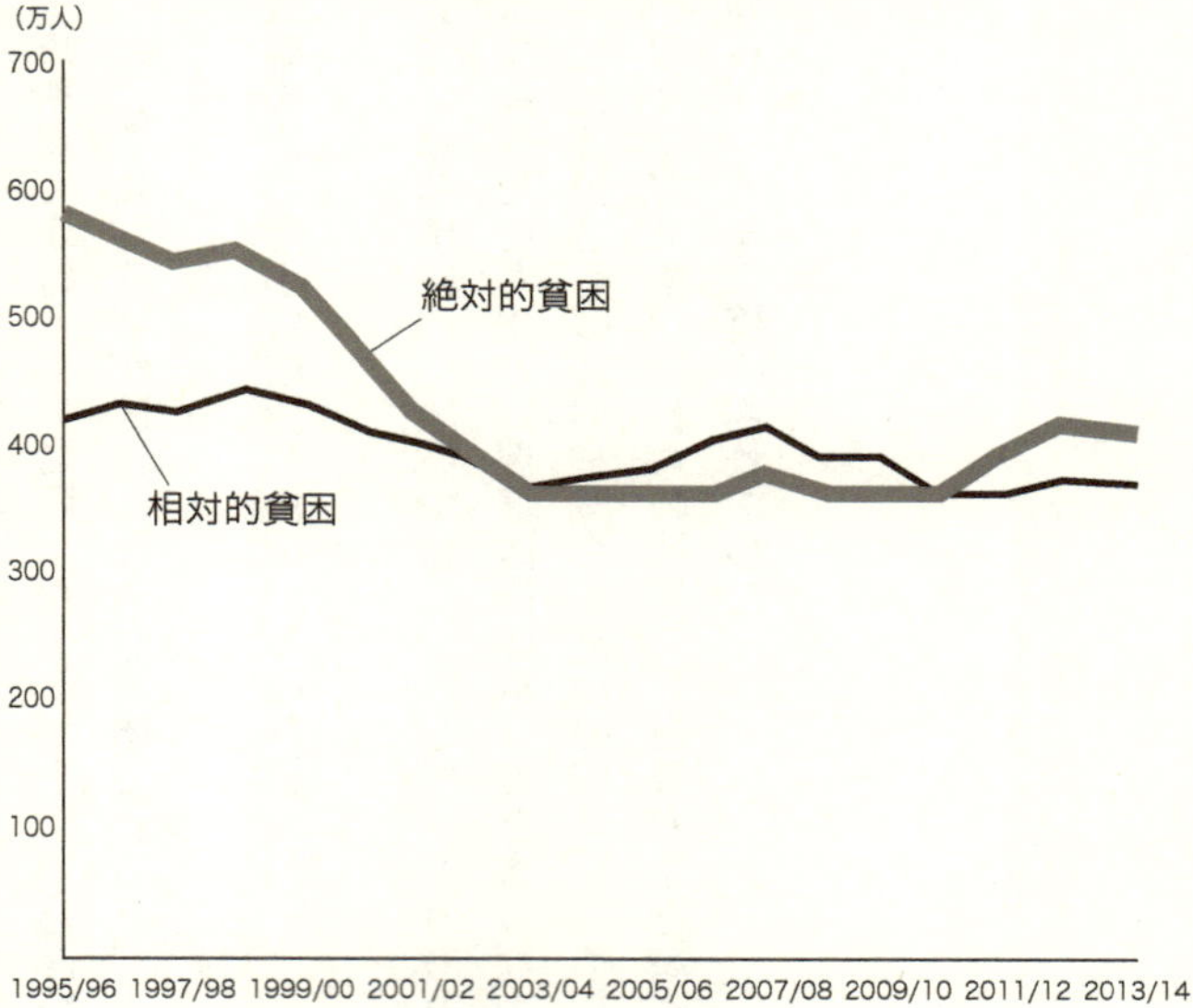

https://fullfact.org/economy/26-novembers-bbc-question-time-factchecked/ から作成。

図表26　英国では健康格差が縮小した

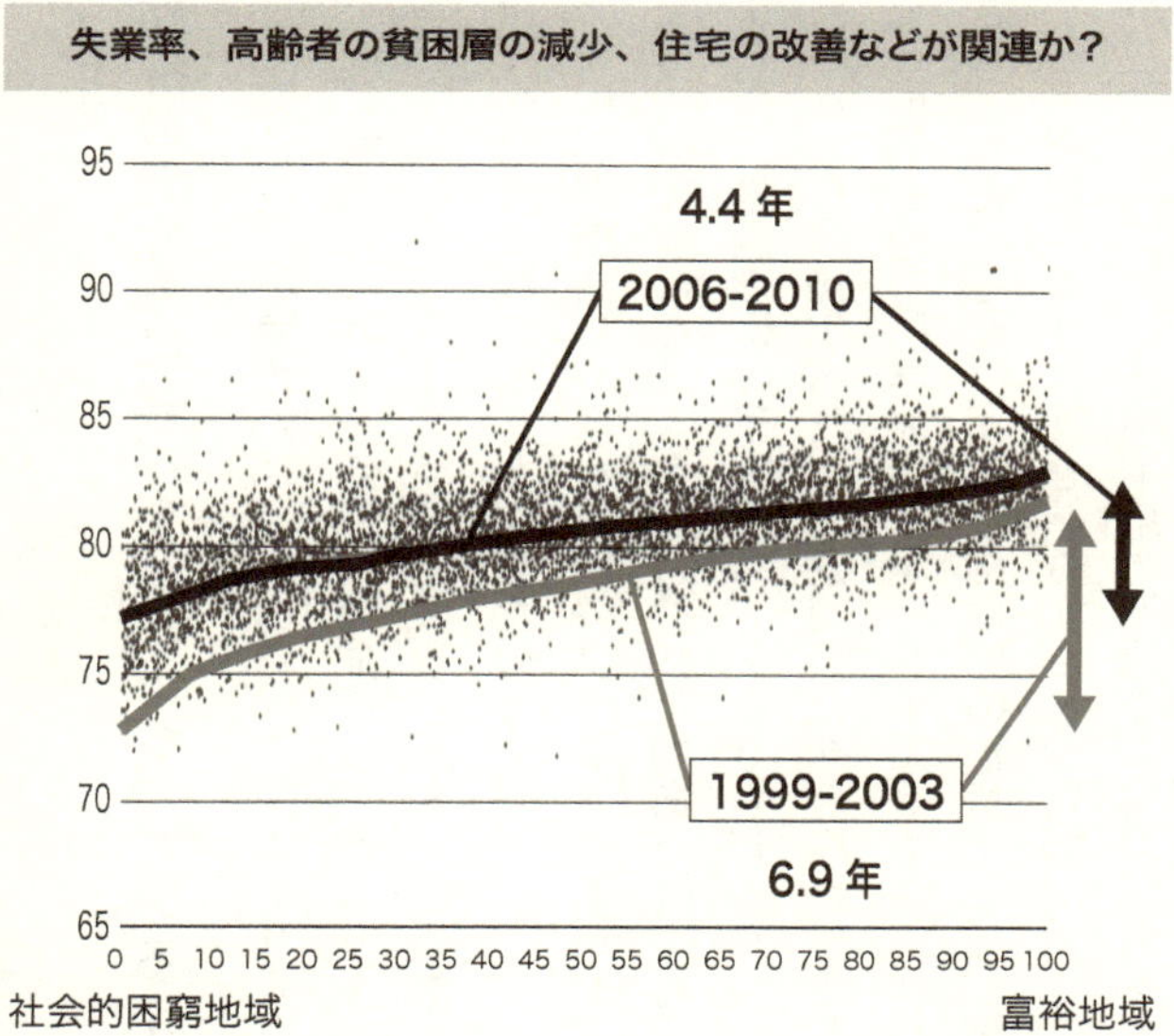

http://www.kingsfund.org.uk/sites/files/kf/field/field_publication_file/inequalities-in-life-expectancy-kings-fund-aug15.pdf から作成。

●Column

認知症の発症率は10年で2割下がっている!?

認知症患者の数が増え続け、日本ではやがて700万人を超えると予想されています。では、同じ80歳における認知症の発症率は、昔より上昇しているのでしょうか。同年齢で発症率を比べると、実は下がっていると欧米では報告されています。認知症者の数が増えたのは、高齢者の数が増えたからなのです。

たとえば、国際的に有名な米国のフラミンガム研究で、過去30年間のデータを解析した結果では、認知症になる人の割合は10年間あたりでおよそ2割、30年間では44%も減少していました。米国の別の研究でも、2000年からの12年間に26%、英国やオランダの研究結果をみても、10年あたり2割前後は発症率が低下しています。

歴史と権威を誇る医学雑誌ランセットに2017年、認知症の危険因子に関する論文が掲載されました。それによると高血圧の治療で2%、肥満の治療で1%、2型糖尿病の治療で1%、認知症のリスクを減らすことが可能です。

しかし、それ以上に運動不足の解消で3%、喫煙をやめることで5%など生活習慣改善の影響のほうが大きいとされています。この10年ほどで、運動する高齢者は増え、体力テストの成績は、15年前に比べると、およそ5歳分は若返っています。これなら認知症の発症率が下がっても不思議ではありません。

これらが本人の自覚と努力次第かというと、それだけではないようです。スポーツの会に定期的に参加する高齢者割合は地域間で実に4倍も違います。一つの理由として、近くに公園などがある人ほど、運動頻度が高いことがわかってきました（１３２ページ～参照）。つまり、運動するかどうかは、運動しやすい地域環境かどうかの影響を受けているのです。たばこ代の値上げや公共空間の禁煙など、禁煙を促す環境づくりで喫煙率が下がるのと同じです。これらの環境づくりによって、喫煙率が低下し認知症発症率を下げたのでしょう。

ランセットの論文によると、疾患や生活習慣以上に影響が大きい改善可能な要因があります。社会的孤立をなくすことで2％、鬱対策で4％、中等教育の未修了をなくせば8％など、心理社会的な要因の影響のほうが大きいのです。

日本でも高卒、大卒の人が増えてきました。高齢者の自殺率も低下していますが、その背景には、年金制度の成熟によって将来の経済不安が減り、それらによって鬱も減ってきているということがありそうです。

10年間で2割も認知症の発症率が低下している理由は、遺伝子や老化メカニズムの変化ではは説明できません。着目すべきは、社会環境要因の変化ではないでしょうか。そう考えて研究を進めています。

医学や健康に関わる研究といえば、いまは生物医学的な研究に多額の研究費が投入されています。せめてその半分くらいは、10年間に2割も認知症発症率を下げた、社会環境要因の解明に配分すべきではないでしょうか。研究費さえあれば認知症が少ない社会づくりに向け、役立ちそうなアイデアはたくさんあるのです。

第4章　健康寿命を延ばすにはどうすればいいのか

■寿命には遺伝子だけでなく環境も関与

病気の原因として、遺伝子の影響が議論されます。しかし、遺伝子の影響を受ける割合は、寿命の長さの25％程度であることが裏づけられてきています。

たとえば、図表27は双子の研究結果で、双子の1人目を横軸に、2人目を縦軸にして、亡くなった年齢を点にしたものです。

もし寿命が遺伝子だけで決まるのであれば、一卵性双生児は遺伝子が全く同じですから、図の点は45度の右肩上がりの一直線上に並ぶはずです。

ところが、実際に調べてみると相当なばらつきがあって、遺伝子によって規定される程度を計算すると、25％にとどまるとの結果になったのです。

そこで残り75％には何が含まれているのでしょうか。75％の中には環境や生活習慣などがあり、自分の選択や意志で変えられるものが相当な割合を占めているのです。

図表 27　遺伝子が決めているのは約 25%

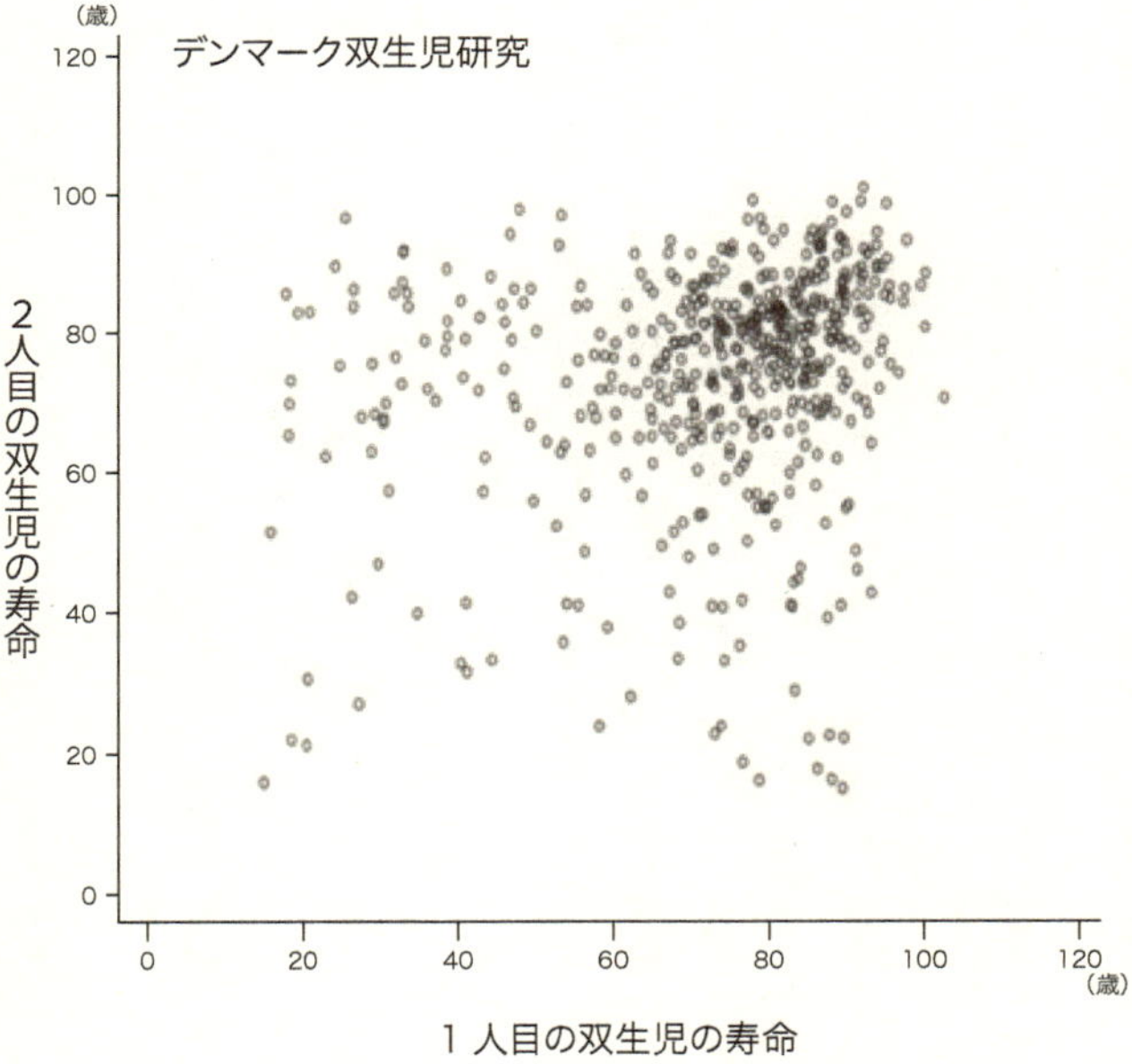

それぞれの点は、一卵性双生児のペアの寿命を示す。
寿命のばらつきの約 25%が遺伝子で説明できることを示している。

※出典：Christensen K1, Kyvik KO, Holm NV, Skytthe A.: Register-based research on twins.Scand J Public Health. 2011 Jul;39(7 Suppl):185-90. doi: 10.1177/1403494811399170.
Herskind AM, McGue M, Holm NV, Sørensen TI, Harvald B, Vaupel JW. The heritability of human longevity: a population-based study of 2872 Danish twin pairs born 1870–1900. Hum Genet. 1996;97(3):319–323 から改変。

■運動は一人よりグループがいい

では、健康寿命を延ばすために、どのような環境を整えればいいのでしょうか。

たとえば、運動は一人で黙々とするよりも、グループに参加したほうが効果的であることは、第1章でも紹介しました。もう少し詳しく、データを基に解説しましょう。

スポーツの会、趣味の会、ボランティアの会、町内会など地域によくある8種類の会のいずれかに参加している人は小学校区によって3〜7割と大きなばらつきがあります。参加する人が7割いるまちは、認知症リスクを持っている人が少なく、3割しかいないまちでは、認知症リスクを持っている人が多い。そんな関係がきれいに表れています。

第1章で紹介したデータ（26ページ参照）でも、スポーツの会に参加している人が多いまちの高齢者は転びにくい（転ぶ人が少ない）と紹介しました。これらの結果から厚生労働省の社会保障審議会もみんなが社会参加しやすい環境づくりに力を入れる方向に舵《かじ》を切りました。

しかし、研究者の視点からみると、これらだけでは不十分です。実は逆の言い方もできるからです。

参加していないから転ぶのではなく、逆に転んでいるので参加できないのかもしれません。

どちらが先かわからないのです。決着をつける一つの方法に、縦断追跡調査があります。社会参加を何種類しているかを調査して4年間待ちました。そして4年後に、どのグループから要介護認定を受ける人がたくさん出ていたのかを見てみました。

どこにも参加していなかった人が認定を受ける確率を1とすると、1種類に参加していた人は0・83、2種類では0・72、3種類以上では0・57となりました。つまり、社会参加をしている人ほど認定を受けていなかったのです。

この調査では、社会参加しているかどうかが時間的に先です。調査時点ですでに虚弱だった、あるいは認定を受けていた人は、分析対象からはずしているからです。出発時点の健康状態は同じような人たちに限っても、これだけの差が生じたのです。

特に3種類以上に参加していた場合、認定を受ける確率が4割少ないというのは驚異的です。このデータを見れば、誰でも参加したほうが良さそうだと思うのではないでしょうか。

私がこの内容を講演で紹介したとき、こんな質問をいただきました。

図表28　参加組織の種類の数別・要介護認定の発生リスク

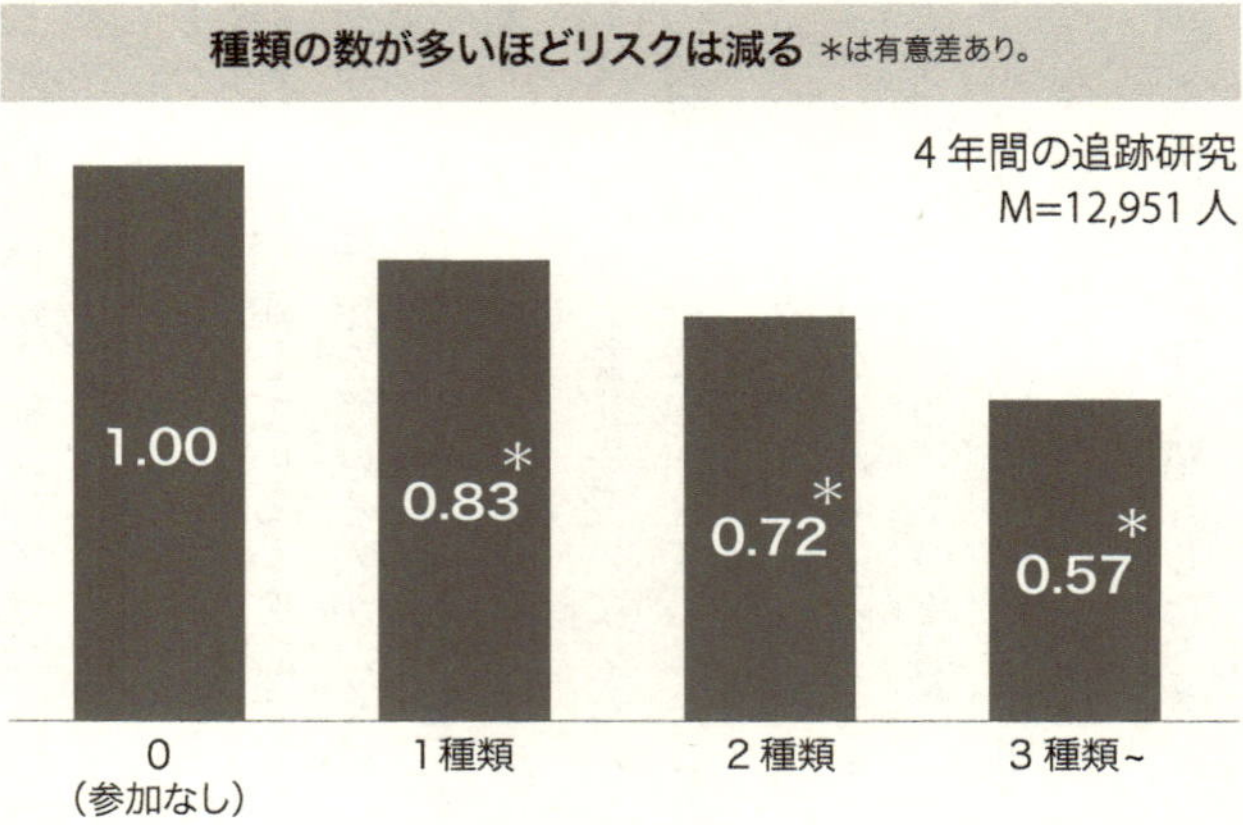

※年齢、性別、疾患、所得、教育年数、婚姻状況、就労状況を考慮した解析を実施。

※Satoru Kanamori, Yuko Kai, Jun Aida, Katsunori Kondo, Ichiro Kawachi, Hiroshi Hirai, Kokoro Shirai, Yoshiki Ishikawa, Kayo Suzuki, the JAGES group. Social participation and the prevention of functional disability in older Japanese: the JAGES Cohort Study. PLOS ONE 2014.
http://www.plosone.org/article/info%3Adoi%2F10.1371%2Fjournal.pone.0099638 から作成。

「私はまだ仕事しているから、時間がない。1種類だけ参加するとしたら、どんな会が一番効果的ですか？」

そこで、会の種類で違うのかを比べてみました。その結果最も効果が大きかったのは、スポーツの会でした。ということで1種類だけ参加するならスポーツの会を勧めます。

別の講演会でその話をすると、今度はまた違う質問がありました。

「スポーツが体にいいのは昔から有名ですよね。それは一人でやっても同じじゃないですか？」

そこで比較したのが図表29です。左が週1回以上、運動をしている人です。右はより低い頻度で運動をしている人です。左の運動をしている人たちの棒の背が低い。

棒グラフの高さは、要介護認定を受ける確率ですから、頻繁に運動をしている人のほうが健康を守るのに効果的であることがわかります。

しかし先ほどの質問は、スポーツの会に参加している人としていない人の違いでした。そこでグループに参加している人としていない人を比べてみました。参加していないと答えた人は、一人でウォーキングなどを実践しているのでしょう。おそらくみなさんの周りにも健康のためと言って、朝5時からとか夜9時からとか、一人で歩いている人がいるの

図表29　運動は一人より仲間とするのがお勧め

※JAGESの研究成果の一部。
運動の実施頻度スポーツ組織参加による
要介護状態の発生リスク

運動を週1回していても、スポーツ組織へ参加していなければ、参加している者と比べ要介護状態になる危険性が1.29倍。

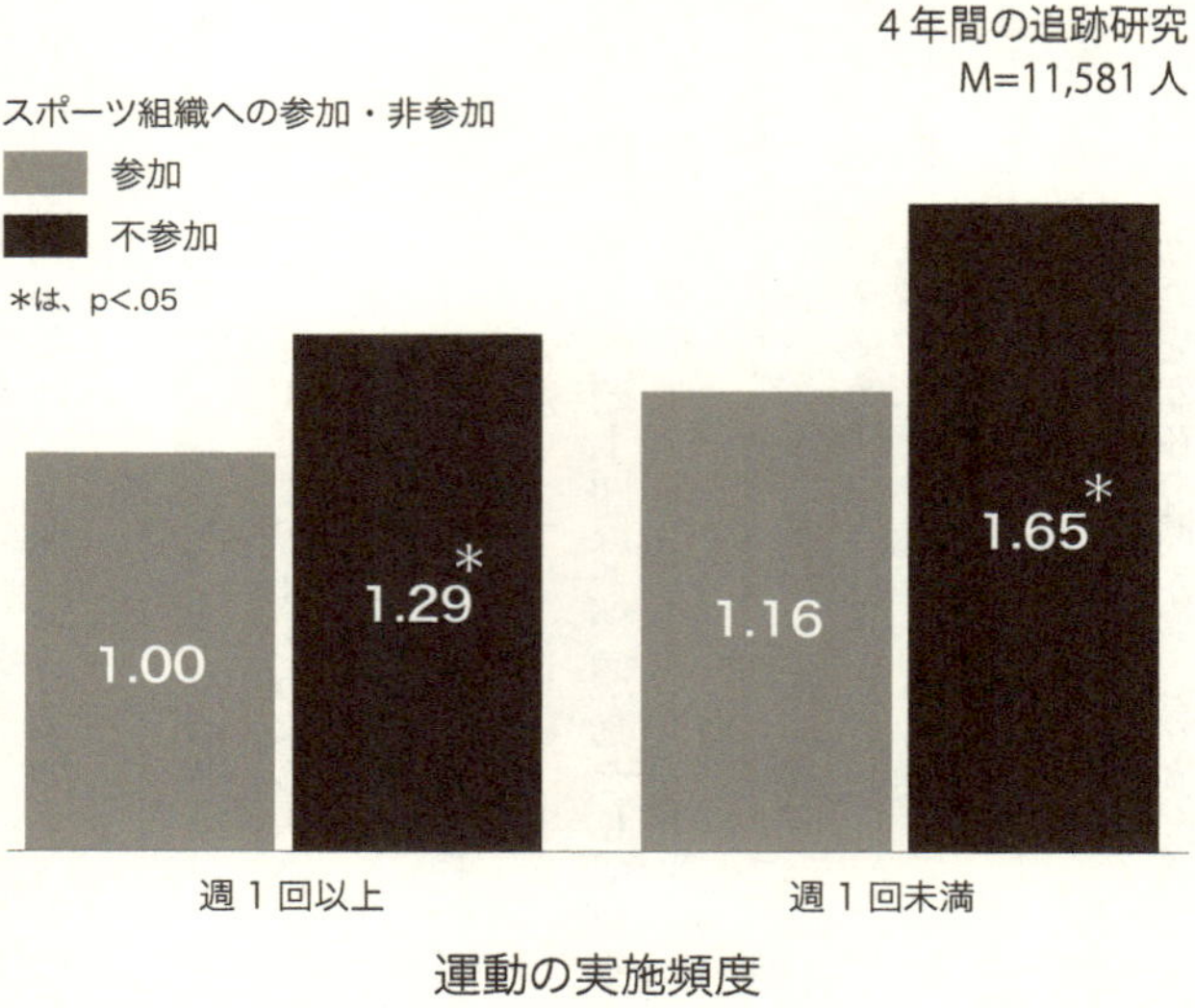

（年齢、性別、所得、学歴、婚姻状態、仕事の有無、健康状態、抑鬱、喫煙、飲酒を考慮済み）

※Kanamori S, Kai Y, Kondo K, Hirai H, Ichida Y, Suzuki K, Kawachi I.
Participation in sports organizations and the prevention of functional disability in older Japanese: the AGES Cohort Study.　PLOS ONE
2012 http://www.plosone.org/article/info%3Adoi%2F10.1371%2Fjournal.pone.0051061 から作成。

ではないでしょうか。

そうした人の状況を表すのは濃い色のグラフです。**同じ週に１回以上運動をしている人同士で比べてみると、スポーツの会で運動をしている人よりも、一人で運動している人のほうが１・29倍、認定を受けやすかった**のです。グループで運動することで、健康増進の上乗せ効果を期待できるのです。

■男性は役割があると健康度が上がる

なぜグループでするほうが効果が大きいのでしょう。一つは社会的役割があることが大事そうだとわかりました。図表30は上が男性、下が女性で、縦軸は3年間の追跡期間中に新しく鬱を発症した確率です。棒が高いほど鬱になりやすいことを意味します。男女ともにおおよそ似た形をしています。いずれも**社会参加をたくさんしている人のほうが、鬱になりにくい**ことがわかります。

やはり、社会参加をしたほうがメンタルヘルスにもよいのです。さらに私たちが着目したのは、役割を持っているかどうかです。

図表30　役割を担って社会参加している男性で
鬱発症のリスクは 7分の 1

AGES 2003 年調査時点で鬱傾向がなく、
2006 年調査にも回答した 65 歳以上の 2728 人。

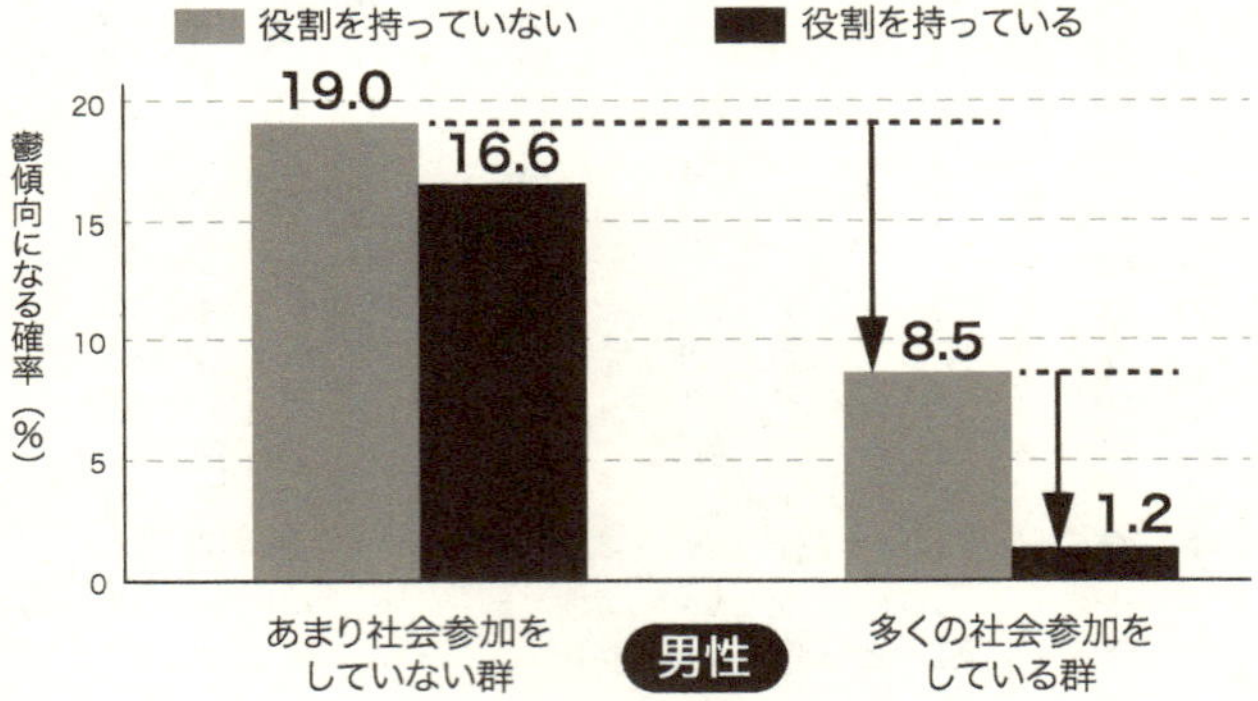

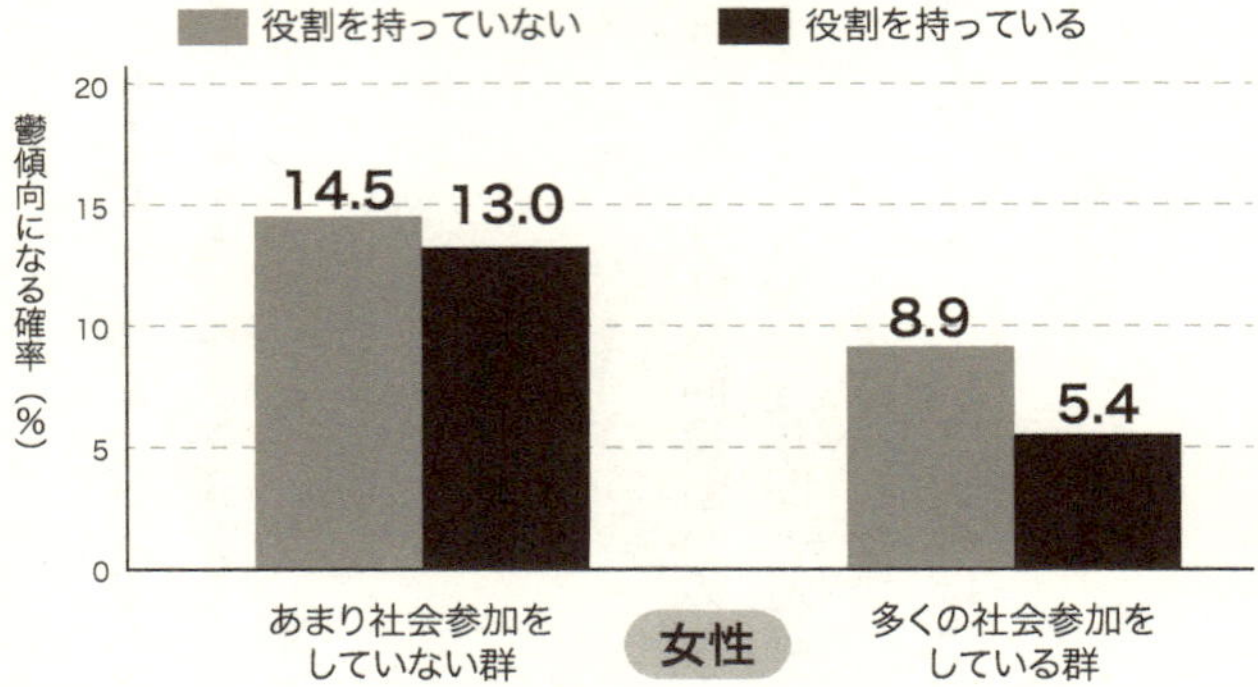

趣味、スポーツ、町内会、ボランティア、老人クラブ、業界、宗教、
政治のグループへの参加をたずね、主成分分析で社会参加得点を算出。

※Takagi, D., Kondo, K., & Kawachi, I. (2013). BMC Public Health, 13: 701, doi: 10.1186/1471-2458-13-701. から作成。

棒グラフが薄い色は役割を持っていない一般参加の人、濃い色は会長や世話人などの役割を持って参加している人です。

役員をするのは面倒だと考える人も多いと思いますが、この結果は役割を持っている人のほうが、鬱になりにくいことを意味しています。

その差が特に大きいのは男性です。役割を持って、ほかの人のために一肌脱ぐ。そんな役割を持って参加している男性では、鬱になる確率が7分の1でした。情けは人のためならずと言いますが、本人のメンタルヘルスのためにも役立っているのです。定年退職後の男性にも何か役職名を書いた名刺があったほうがよいのかもしれません。

■笑わない人は1・5倍不健康

もう一つ、興味深いデータがあります。笑いと健康の関係です。これまでも、さまざまな調査研究で「笑うことは健康にいいようだ」ということがわかっていました。そこで2万人の高齢者に聞いてみたのです。

あなたはどれぐらいの頻度で笑っていますか？

最も多いのは「ほぼ毎日笑っている」という回答でした。〝わしは笑わん〟という人も一定割合います。

同じ人たちに健康状態を自己評価してもらいました。普段の健康状態が「良い」か「よくない」かを回答してもらったのです。

その中で「よくない」と答えた人たちの割合を、関連する要因の影響を差し引いたうえで図表31の棒の高さで示しています。すると**「笑わない」人は、健康状態がよくない確率が高い**ことがわかりました。

自己評価なので、当てにならない主観にすぎないと思う人もいるでしょう。しかし、追跡調査をしてみると、「よくない」と答えた人のほうが、その後の死亡リスクが高いこともわかっています。言い換えれば、笑わない人は死にやすい、と言えるのです。

では、どんな状況のときに笑うことが多いでしょうか。

誰かと一緒にいるときよりも、一人でいるときのほうが「よく笑う」という人は少ないでしょう。

ほとんどの人は、誰かといるときのほうが笑うと答えます。

たとえば、ウォーキングを例に考えてみると、一人で歩いている人は、ほとんど笑うこ

図表31　笑わない人は、健康感が低い人の割合が1.5倍（男性の場合）

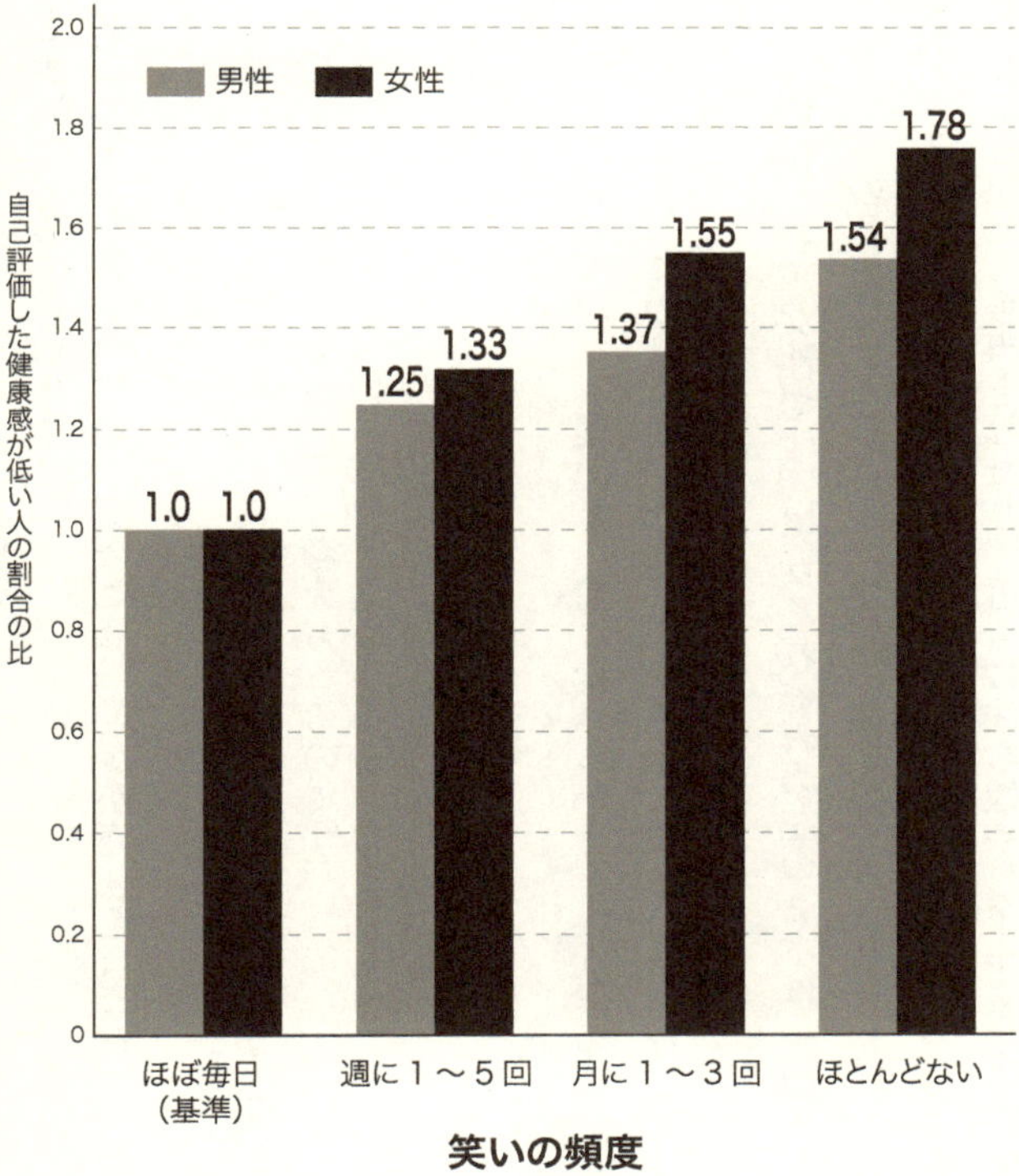

※M=20,400人。男女ともすべてのグループで有意差あり。

※Hayashi K, Kawachi I, Ohira T, Kondo K, Shirai K, Kondo N : Laughter and Subjective Health Among Community-Dwelling Older People in Japan: Cross-Sectional Analysis of the Japan Gerontological Evaluation Study Cohort Data. Journal of Nervous & Mental Disease 203 (12): 934-942, 2015から作成。

となく黙々と歩いていると思います。

一方で「歩こう会」で集まって歩く場合には、誰かが冗談を言ったり、ちょっとした事件が起きたりして、笑いが起きているのではないでしょうか。

つまり、運動は一人でしても健康に良いのですが、それよりも誰かと運動をしたほうが笑う機会も増えてより効果的であると、考えられるのです。

■男性で孤食だと死亡リスクは1・5倍

食事でも「一人で食べるか」、「誰かと一緒に食べるか」という食環境が健康に影響することがわかっています。この食環境が死亡リスクや鬱になるリスクなどのメンタルヘルスに影響を及ぼすのです。

図表32は左が男性、右が女性です。男女それぞれの左の2本は「同居している人がいる」と答えた人、右の2本は一人暮らし（独居）の人のグラフです。

一人で食事をすることを孤食と呼んでいます。誰かと一緒に食事をする場合が、共食です。一人暮らしでも友人と食事をしたり、近くに住む娘や息子が来てくれて、週末は一緒

図表32　男性は同居にもかかわらず孤食だと死亡リスクが1.5倍に

※JAGES2010の追跡調査、全国24市町の65歳以上の男性33,083名、女性38,698名

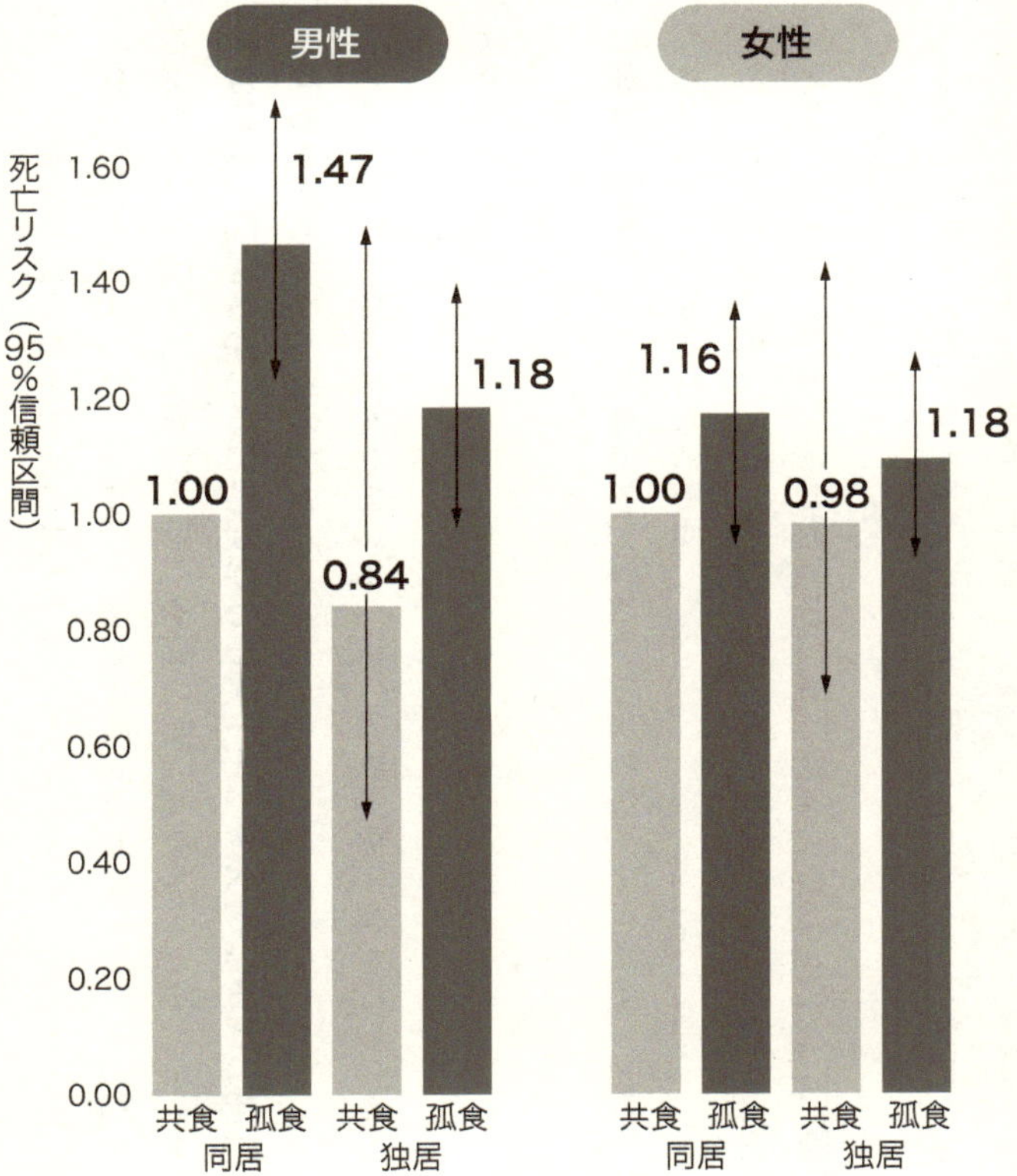

※年齢、治療中の疾患、生活機能、教育歴、経済状況を調整。

※Tani Y.Kondo N.Noma H.Miyaguni Y.Kondo K.:Eating alone yet living with others is associated with mortality in older men:
The JAGES cohort survey. J Gerontol B Psychol Sci Soc Sci(2017)

に食事をしたりする場合は共食と答えるでしょう。

どのような食環境なのか尋ねておいて死亡率を追跡調査しました。その結果、一人で食事をしているグループのほうが、死亡率はやや高い傾向があることがわかりました。さらに、**男性の場合には、同居者がいるにもかかわらず一人で食べていると、死亡リスクが約1・5倍にもなる**こともわかったのです。

同居しているのに、一人で食事をしているのは、家族関係が良くないのかもしれません。

■共食で鬱は少ない

同じように孤食は鬱を招き、共食で鬱が減ることがわかっています。図表33は、孤食と共食で鬱になるリスクを比較したものです。

結果、一人暮らしで孤食の男性は2・7倍、鬱になりやすいことがわかりました。一人暮らしでも、ときどきどこかに出かけて誰かと一緒に食事するような人は、鬱になる確率がぐっと下がります。

一人で食事をするときどんな状況かを考えると、黙々と食事をする光景が浮かんできま

図表33　独居の孤食は2.7倍、抑鬱傾向に至りやすい（男性の場合）

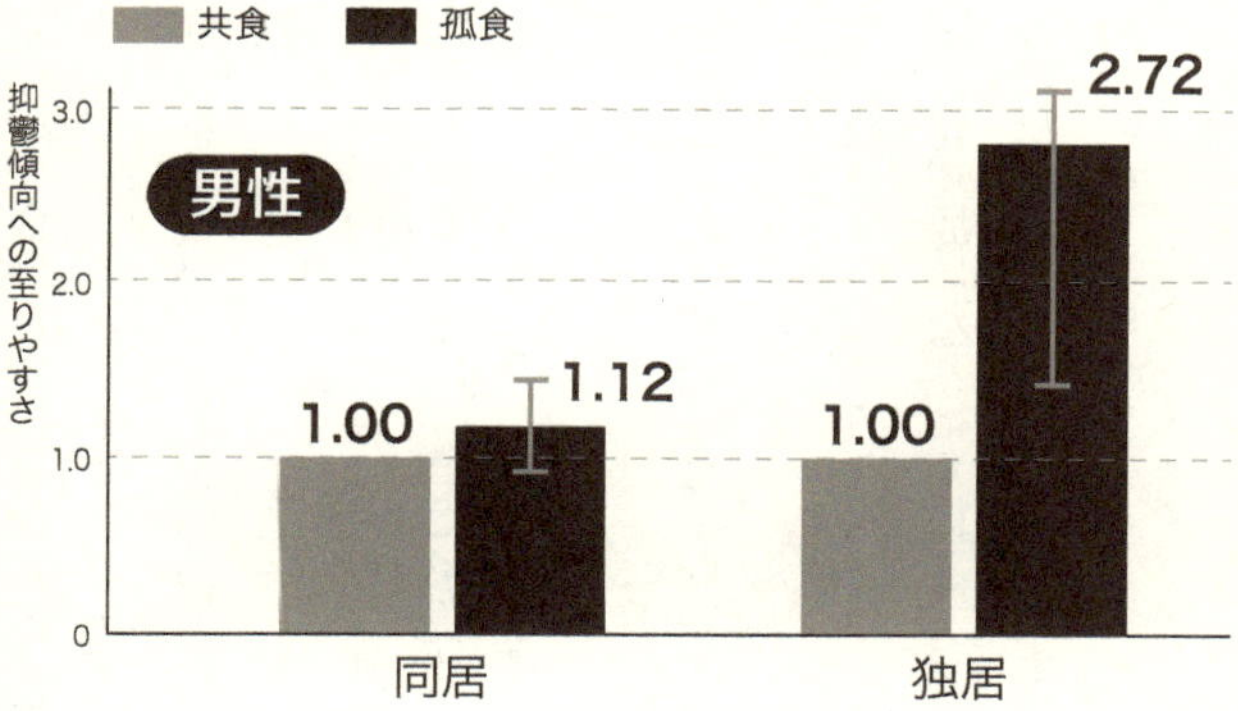

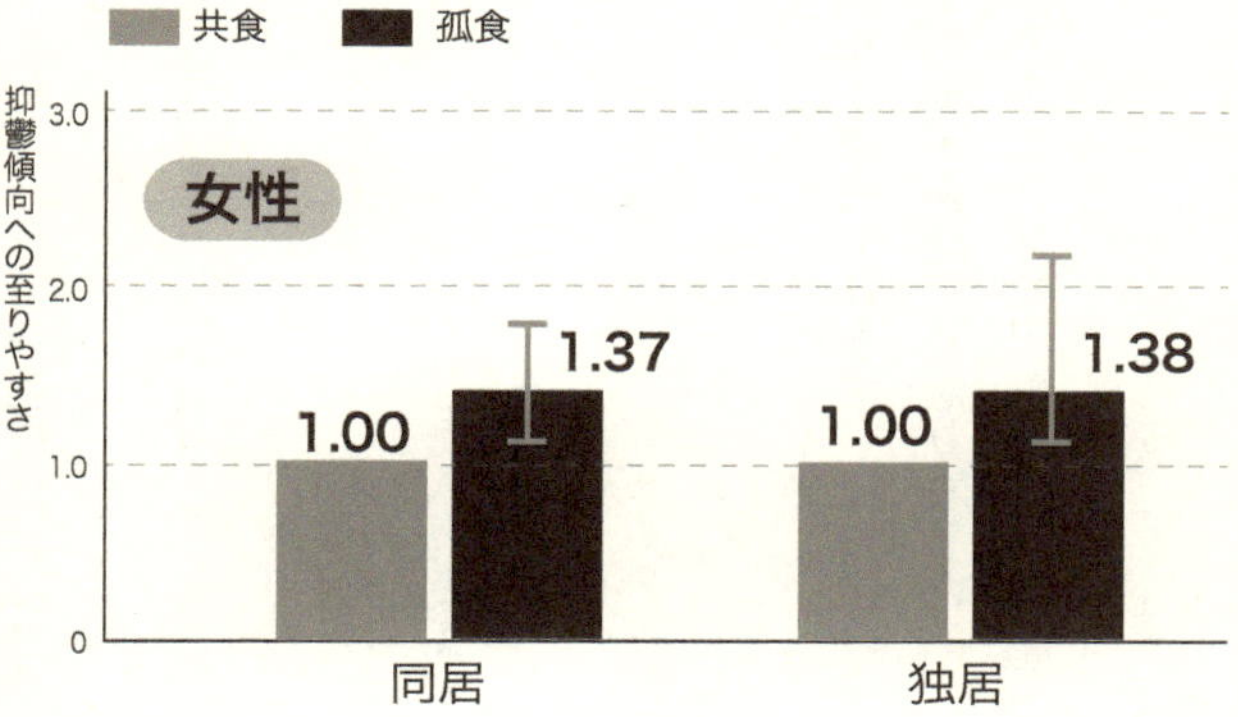

※2時点のパネルデータを使用。ベースライン時点で抑鬱傾向にあった人を除いた約40,000人を解析した結果。

※Tani Y,Sasaki Y,Haseda M. ,et al.2015 Age and Ageing.

す。一方で誰かと食事をする場合はどうでしょうか。一言も会話をせずに食べることは考えにくいでしょう。誰かと食事をすれば、会話が生まれます。

誰かと食事をする場は、栄養補給の場であると同時に会話の場でもあるのです。「今日こんなことがあった」とか、「今度、あそこに行きたい」とかのやり取りをすることが、社会的な支え合いの貴重な場になり、健康によい影響を与えていると考えられます。

結局、食事をすることは、単に栄養補給ではなく、食事を介した人間関係がメンタルヘルスへ影響し、鬱や死亡リスクにまで関連を及ぼしていると考えられます。

■つながりが豊かだと認知症は少ない

もう一つ、社会に参加すると人との〝つながり〟が生まれます。社会とのつながりが豊かな人ほど、認知症になりにくいと、9年余りの追跡調査でわかりました。

つながりには、さまざまな側面があります。そこで10種類程度を調べた結果、効果が大きかったのは次の五つです。

〈認知症発症リスクが半減していた〝つながり〟〉

・配偶者がいる。
・同居家族間の支援がある。
・友人との交流がある。
・地域のグループ活動に参加している。
・就労している。

この中で、同居家族間の支援とは、「あなたが病気で数日間寝込んだときに、看病してくれる人はいますか」「看病してあげる人はいますか」あるいは「あなたの不安や悩みを聞いてくれる人はいますか」「聞いてあげる人はいますか」などの質問に、「いる」と答えた人たちです。

五つの項目をそれぞれ1点として、点数が増えるほど、認知症になる確率が下がっています。5点なら認知症になる確率は46%、ほぼ半分に減っています。社会参加によってこのうちの2点分、友人との交流、地域のグループ活動への参加が得られます。

今のところ認知症を治す薬はありません。それを考えると、いかに社会参加や社会との

図表34　社会との多様なつながりがある人は認知症発症リスクが半減

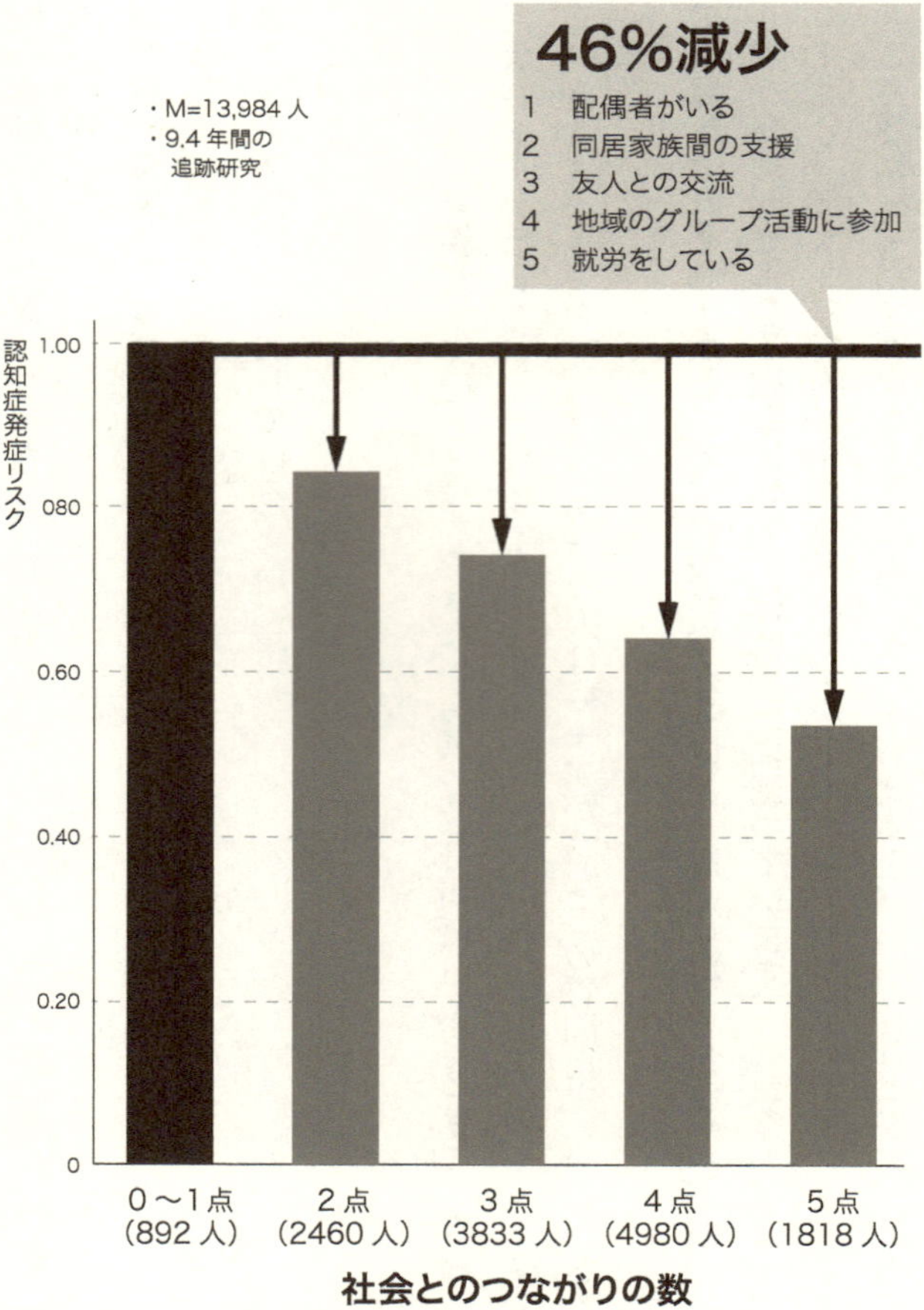

※Saito T, Murata C, Saito M, et al 2017

つながりを持つことが効果の大きな薬であるかがわかります。

■行動の背景には心理社会的な要因が

つい飲みすぎてしまう、つい食べすぎてしまうなどの行動の背景には、何があるのでしょうか。

そこには心理的な要因や社会的な事情がかかわっていることがわかってきました。お酒を飲む人が、「今日は飲んでやる！」と思う日はどんな日でしょう。何かストレスが加わったときではないでしょうか。

もしそうだとすれば、ストレスの原因はどこにあるのでしょうか。あなたの中だけでしょうか。多くの場合、会社とか、人間関係とか、周囲の環境とかが原因になっていることが多いと思います。

そんなつらい出来事を緩和してくれるのも、話を聞いてくれる飲み仲間やおしゃべり仲間だったり同僚だったりします。そんな社会的なサポートは高学歴の人のほうが多い傾向にあります。

なぜかと考えれば、大学まで卒業している人の場合、同窓会が大学までありま
す。大学時代のサークルのつながりが残っていたりします。
一方で中学校卒業の人には、高校時代の同窓会も大学時代の同窓会もなく、サークル仲間もいません。その人の受けた教育年数によって、人間関係、ネットワークの豊かさも規定されている面があるのです。
このように、生活習慣や行動という健康が脅かされる一次的な原因を考えているだけでは足りないのです。その背景にある心理・社会的要因など、「原因の原因」を考えることが重要です。

■運動しやすい環境をつくることが重要

なぜ運動をしないのか。その原因の原因を探る中で、運動をしやすい環境をつくることの重要性が見えてきました。

図表35では左を前期高齢者、右を後期高齢者に分けることで、年齢の影響を差し引くようにしています。グラフの点一つが一つの市区町村を表し、横軸はその市区町村の人が住

むことができる面積のうち公園面積が占める割合です。

グラフの右へ行くほど、公園が広い市区町村となります。そして縦軸は、上の二つのグラフがスポーツの会の参加率です。グラフが右肩上がりになっていますから、前期高齢者でも後期高齢者でも、**公園面積が広い地域の人たちは、スポーツの会により多く参加しているという**関係性があります。

一方で下の二つのグラフは縦軸に運動機能が低下している人の割合をとっており、右肩下がりです。**公園面積が広い地域の人ほど、運動機能が低下している人が少ない**という結果です。

さらに調べてみると、グラフの右へいくほど人口密度が高いエリアが多いことがわかりました。つまり、都市部のほうが計画的に開発されたりしているので、公園面積の割合が多いのです。そんな運動しやすい環境が運動する人を増やして、運動機能の低下を減らしているらしいのです。

図表35　公園が広いと運動する人が多く、運動機能低下者が少ない

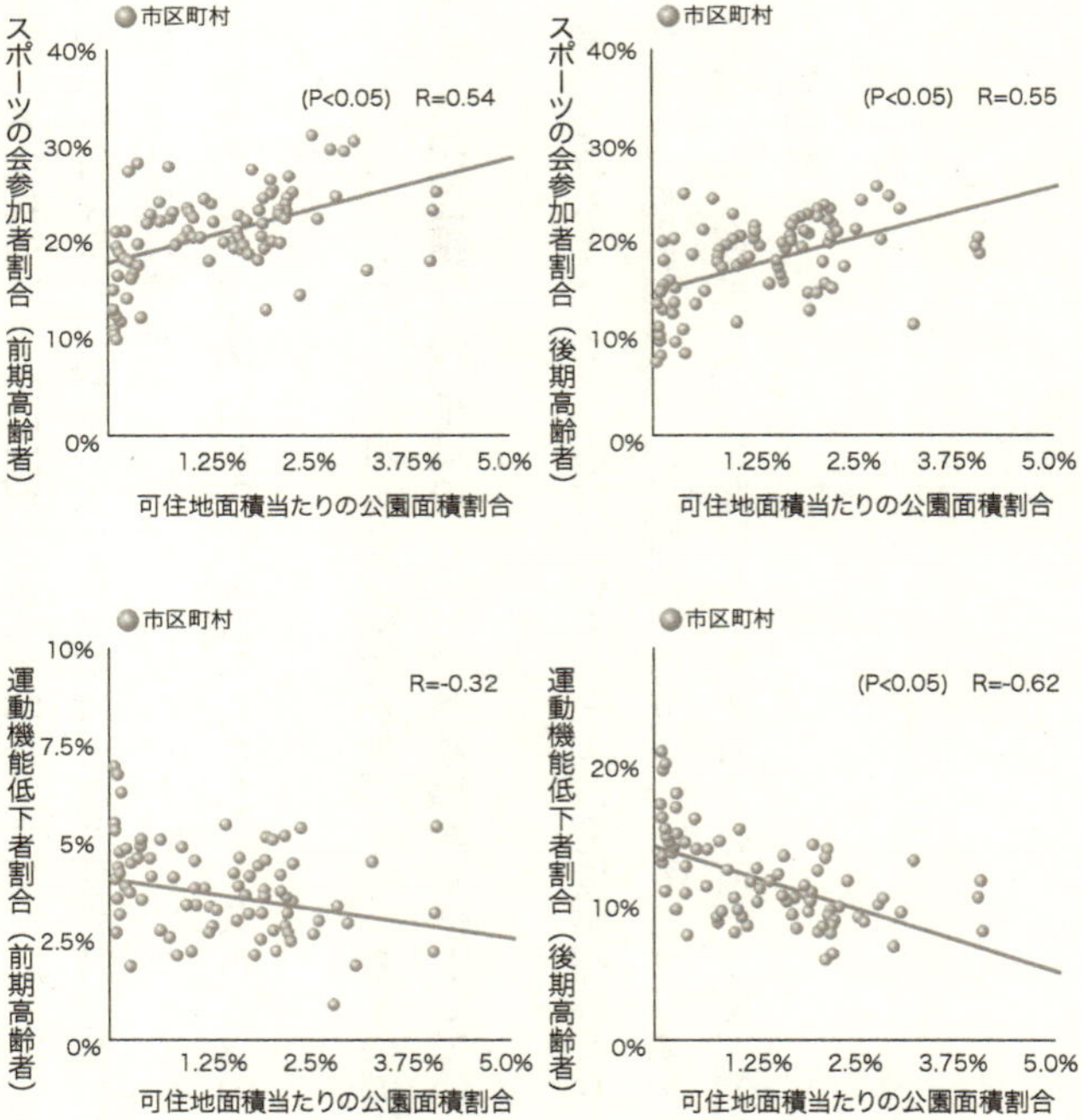

※n=92 市区町村

※出典：JAGES 2016

■０次予防へ

最近は０次予防という考え方も出てきました。これまで予防には１次予防（健康増進）、２次予防（早期発見・早期治療）、３次予防（再発・悪化予防）の三つあると言われていました。これだけ環境の影響が大きいのであれば、暮らしているだけで健康を保てるような地域環境、社会環境を明らかにして、それを意図的に普及することで、本人が努力をしなくても、知らず知らずのうちに健康を保てるような都市設計、環境設計ができないかという考え方が示されたのです。

この０次予防の考え方は、ＷＨＯのテキストなどにも使われています。人によっては遺伝子を分析して予防を図るのを０次予防と呼ぶ場合もありますが、ＷＨＯの定義では、原因となる社会経済的条件、あるいは環境的条件によって規定される行動的条件を変えることで、人々を健康にするようなアプローチです。

これまではあまり研究されていなかったのですが、そういった発想の必要性が今後高まっていくと思います。

■ハイリスク者もサロンに参加している

特定高齢者を見つけて介護予防教室に来てもらう戦略がうまくいかなかったので、身近に誰でも通える「通いの場」を増やそうという政策に変わりました。その結果、元気な人だけが来ていないのかを調べたのが図表36です。

従来の介護予防教室（二次予防事業）には、最終年度でも高齢者人口の0・8％に当たるハイリスク者（特定高齢者）しか来ていませんでした。しかし誰でも利用できる通いの場を増やす政策に厚生労働省が転換した初年度のデータでは、健康な高齢者を含む3・7％が通い始めました。

7市町村、109会場の通いの場に来ている約3000人を調査してみると、半分の人は認知機能がやや低下しているハイリスク者でした。そのほかにも、さまざまなリスクを持った人たちもいて、来ている人の半数をハイリスク者が占めていることがわかったのです。通っている人の3・7％の半分ですから、1・85％のハイリスク者が集まってきたのです。

ハイリスク者だけ集めようとしたときよりも、誰でも参加できるようにしたほうがより

図表36　通いの場に参加するハイリスク者

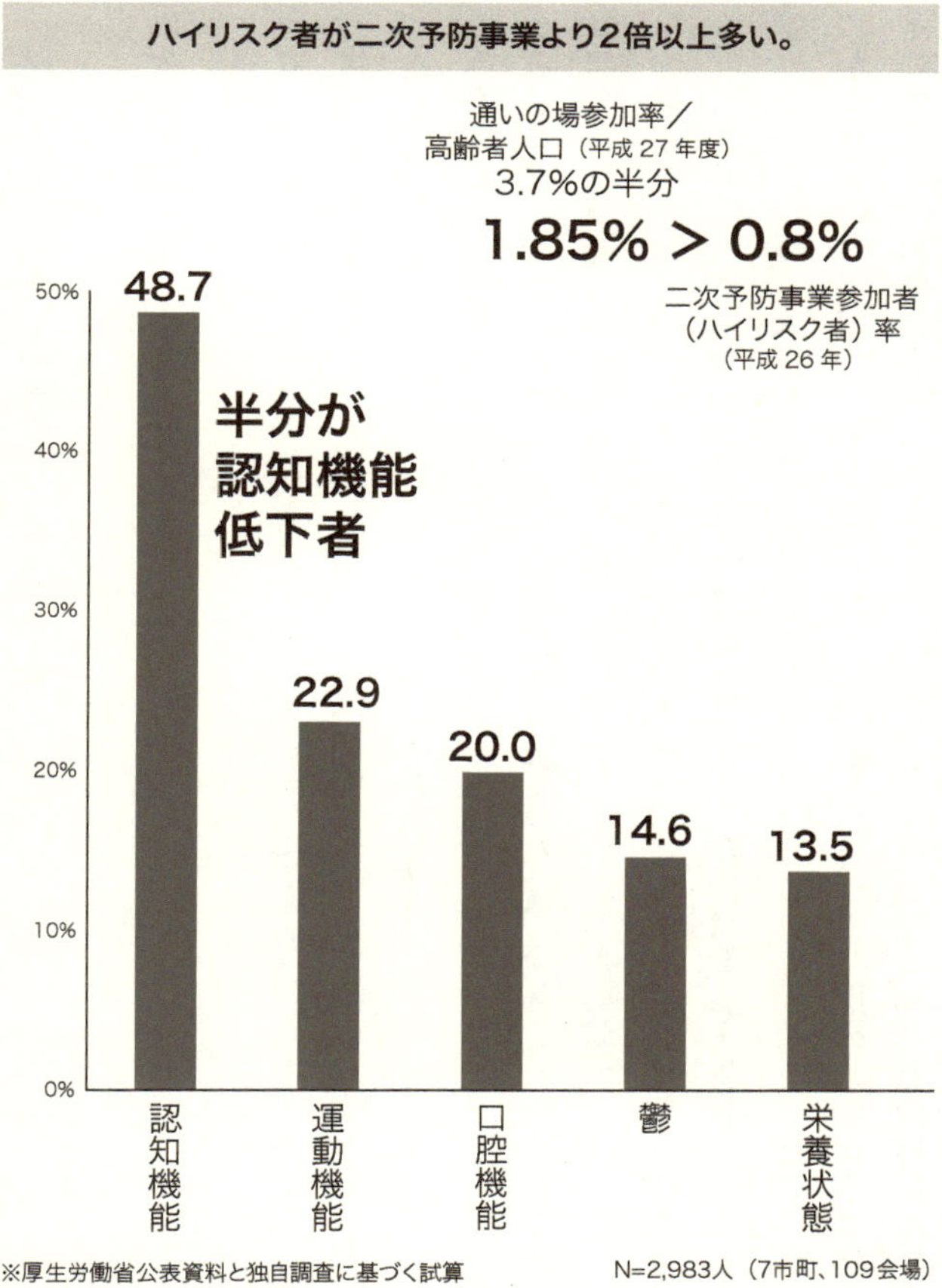

※厚生労働省公表資料と独自調査に基づく試算
N=2,983人（7市町、109会場）

※加藤清人他、2017、厚生労働科学研究費補助金（認知症政策研究事業）
「ポピュレーションアプローチによる認知症予防のための社会参加支援の地域介入研究」
（H27-認知症-一般001、研究代表者　竹田徳則）報告書

多くのハイリスクの人たちが来てくれたのです。

■お金に余裕のない人でも参加できる環境をつくる

「寝たきり・認知症の一歩手前だから来てください」と言われると、「まだ元気なのに。余計なお世話だ」となります。しかし、近くに交流の場ができて誰でも来ていいとなれば、「隣の人が行くんだったら、じゃあ、私も行くか」となります。

そんな人が連れだって来ていることがわかりました。

ですから、ハイリスクの人たちだけに着目するのではなく、全体のハードルを下げて、誰でも参加できる環境をつくる政策が有効であることがわかったのです。

もう一つ大事なのは、高学歴や高所得の人が集まるだけでは、健康格差は縮小されないことです。図表37は教育年数との関連を見たものです。左側は健診を受診している人です。教育を受けた年数が長い人ほど健診を受診しています。

ところがサロンの参加率は、全く逆でした。実は低所得、低学歴の人のほうが参加率が高かったのです。その理由を調べたところ、お金持ちは会員権700万円のゴルフクラブ

図表37　教育年数別参加者割合

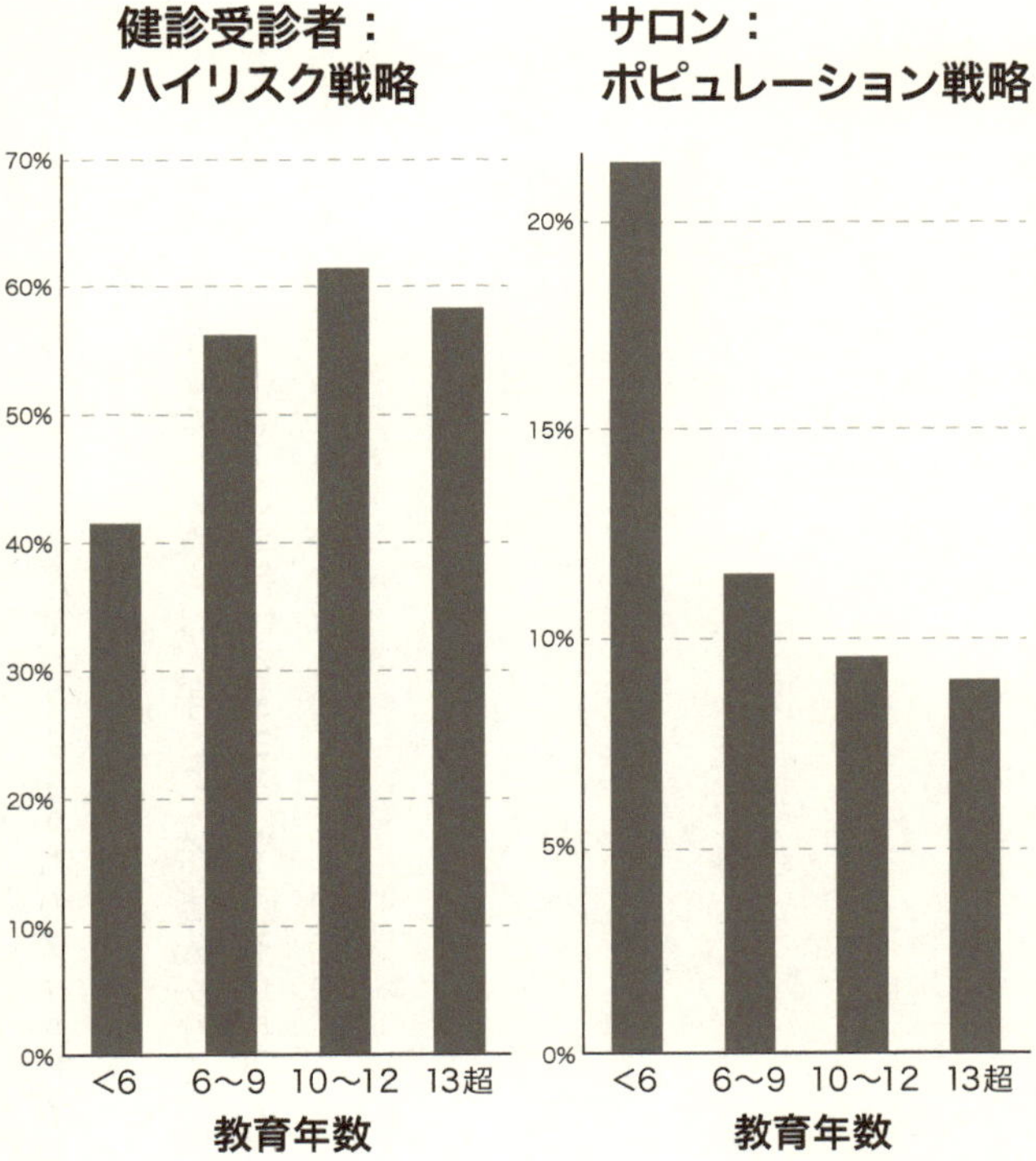

※JAGESプロジェクト資料から作成。

ポピュレーション戦略で健康格差是正可能か？

に行ったりしています。あるいは会費が月1万2000円のフィットネスクラブも高く感じません。高所得の人には、すでに行く場所があったのです。

それに対して、お金に余裕がない人たちは、手ごろな行き先がなくて家にひきこもっていました。ところが車がなくても歩いて行けるところに1回100円でさまざまな体験ができて、笑って楽しく過ごせるサロンができたのです。その結果、サロンに通う人が増えたのです。

人を変えるのではなく、環境を変えることで、その中にいる人たちの行動を変える。これが「0次予防」です。

●Column スポーツは見るだけでも健康に!?

毎年、4月になると、新人が職場や学校に入ってきます。3月まで頼りなかった元新人も、「先輩!」などと頼られて張り切ります。先輩に助けてもらった新人は、ホッとするでしょう。頼られた方も「役に立てた」とか「自分も成長した」などと思えて、悪い気はしないはずです。

助けられていた新人が、次は助ける側に回る。持ちつ持たれつ。人とつながると安心や役割が生まれ、一人では味わえない喜びや元気、ハリが生まれるのです。

一方、運動やスポーツでも、一人では長続きしません。医師や保健師に運動を勧められたが……という人は多いものです。個人にだけアプローチする予防医学の限界です。それに対して「0次予防」では、人々のつながりにも着目し、暮らしているだけで無関心な人まで健康になってしまう楽しいまちづくり、環境づくりを目指しています。

野球やサッカーを一人でやろうとしたら、相手は壁になります。人が集まってようやくチームができるのです。選手に加え、マネジャーや監督、コーチもいたほうが強くなります。しかし、それだけでは勝利の歓喜に浸れません。負けてくれるチームや審判だって必要です。そこに応援に駆けつけてくれる人もいれば、一人では味わえない楽しさが生まれるのです。

地域や職場、学校という環境に着目してみると、まわりが大勢参加しているところでは運動を始める機会が多くなります。たとえばチームや種目、試合が多いところでは、誘われる機会が多くなります。ユニホームを着た先輩に誘われている新入生の姿は、4月の大学でよく目にする光景です。

「運動は苦手」と言うと、だったらマネジャーや審判、大会運営ボランティアまで「人手が足りないから手伝って」と返されます。「仕方がないか」と引き受けた人も結果として、外出機会や新たな人とのつながりや役割を得られます。見ているうちに「次は自分が」と思う人も出るでしょう。

試合では、アウェー（遠征先）よりホーム（地元）のほうが有利だといいます。チームメンバーは同じなのだから、より力を発揮する理由の一つは応援のおかげです。観客が多いと選手は張り切ります。応援する方も、一体感に浸って、「元気をもらった」などと口にします。勝てば祝勝会、負ければ反省会。勝っても負けても打ち上げ会で盛り上がります。

こう考えるとスポーツをするかどうかは、本人の意思だけでなく、人とのつながりや周りの環境の影響が大きいのではないでしょうか。

分析してみるとスポーツの会に参加している高齢者が多い地域のほうが、参加していない人を含めても、「鬱」の高齢者が少なかったのです。スポーツの会が多い地域・社会では「見る」「支える」人も増えて、「する」人以外にも恩恵が及ぶのでしょう。

持ちつ持たれつの関係や、人々のつながりの豊かさなどが及ぼす影響は、目には見えにくいものです。しかし、暮らしているだけで安心や健康、元気をもらえる楽しい社会環境が「0次予防」では重要なのです。

第5章　努力しないで減塩する方法

■塩分量の約8割は家庭ではコントロールできない

第4章では、運動や社会参加によって健康寿命を延ばす方法を紹介しましたが、第5章では食事にスポットを当てて、「0次予防」を考えてみましょう。まず減塩についてです。日本は高血圧や脳卒中が多い国です。どちらも塩分を控えることが予防につながります。そこで、食生活改善のために考えられた栄養指導の中で最初に注目されたのは減塩でした。食事から摂取する塩分量を減らすことで、高血圧や脳卒中を減らそうと考えたわけです。

実際にさまざまな形で減塩教育が行われ、徐々に消費者の意識の中に浸透していきました。

もちろん初期には効果はありましたが、知識が広がるにつれ効果が落ちてきているという声が出てきました。

実は、最近の日本人の塩分摂取量を細かく調べてみると、家庭で食事に加えている塩分の量は2割程度でしかないことがわかりました。これは、日本だけが特別なのではなく、他の先進国も同じ状況です。

加工食品である調味料の中に4割、その他の加工食品に4割の塩が含まれており、合わ

図表38　減塩策にもいろいろある

自分・家庭で加える塩

・調理中／食事の時

外食・総菜

加工食品

・調味料

・加工食品の中

せて8割以上の塩分を加工食品から摂っていることがわかったのです。

たとえば、かまぼこを食べて、それほどしょっぱいと感じません。パンも同じですが、これらの食品には、実は相当な量の塩が使われています。

しかし、食パンに含まれている塩を家庭で抜くことができるでしょうか。製造過程で練り込まれていますから「私は塩分に気をつけたいから塩を抜いてください」といっても、無理でしょう。

家庭で加える塩分が2割で加工食品が8割だとすれば、加工食品の塩分量を減らしたほうが効率的です。

そしてもう一つ、日本の社会で起きている

食環境の変化として、外食や中食（なかしょく＝惣菜《そうざい》やコンビニ・スーパー弁当などの調理済みの食品を自宅で食べること）が広がってきています。

これらの食品にもすでに塩分が含まれていますので、食べる人が減らそうと心がけても、外食や惣菜、加工食品に含まれている塩分は減らせません。

このように考えてみると、発想を転換して、従来の健康教育中心とは違う0次予防のアプローチをする重要性が高まっているのではないかと思います。

これらには業界全体、国全体として取り組む必要があります。

実際に政策を実行に移した国があります。よく知られるのは英国です。英国では、製パン業界をはじめとして、そのほかのさまざまな業界の企業も巻き込んで、食品を作る過程で使う塩分量を減らす取り組みを行いました。

その結果、**国民の摂取する塩分量を1割以上減らすことに成功しています**。日本でも同様な取り組みが必要ではないでしょうか。業界による自主努力はかなり進んでいますが、英国を参考にすると国の政策としては、まだできることはありそうです。

■加工食品の塩分量が減っている

とはいえ、以前と比較すれば、日本人の塩分摂取量は減ってきています。２００１年の時点では１日に平均12グラムほど摂っていましたが、２０１５年には10グラムぐらいまで減ってきました。

これは、「塩分は控えたほうがいい」という教育が徹底されて、みんなが努力した結果だとの解釈もできます。しかしすでに２０００年ごろには塩分を摂り過ぎないことは常識になっていました。

だから、別の解釈もあります。図表39は財務省が毎年発表している塩の需給実績です。その中に食品加工業者が使っている塩の量が掲載されています。日本人の塩分摂取量の減少とほぼ同じスピードで減っています。

前述のように、摂取している塩分量の８割は加工食品に含まれているわけですから、加工食品に使われる塩自体が減れば、個人がそれほど頑張らなくても、減塩の効果が期待できるのです。まさに０次予防です。

図表39　食塩摂取量と食品加工業用塩の消費量

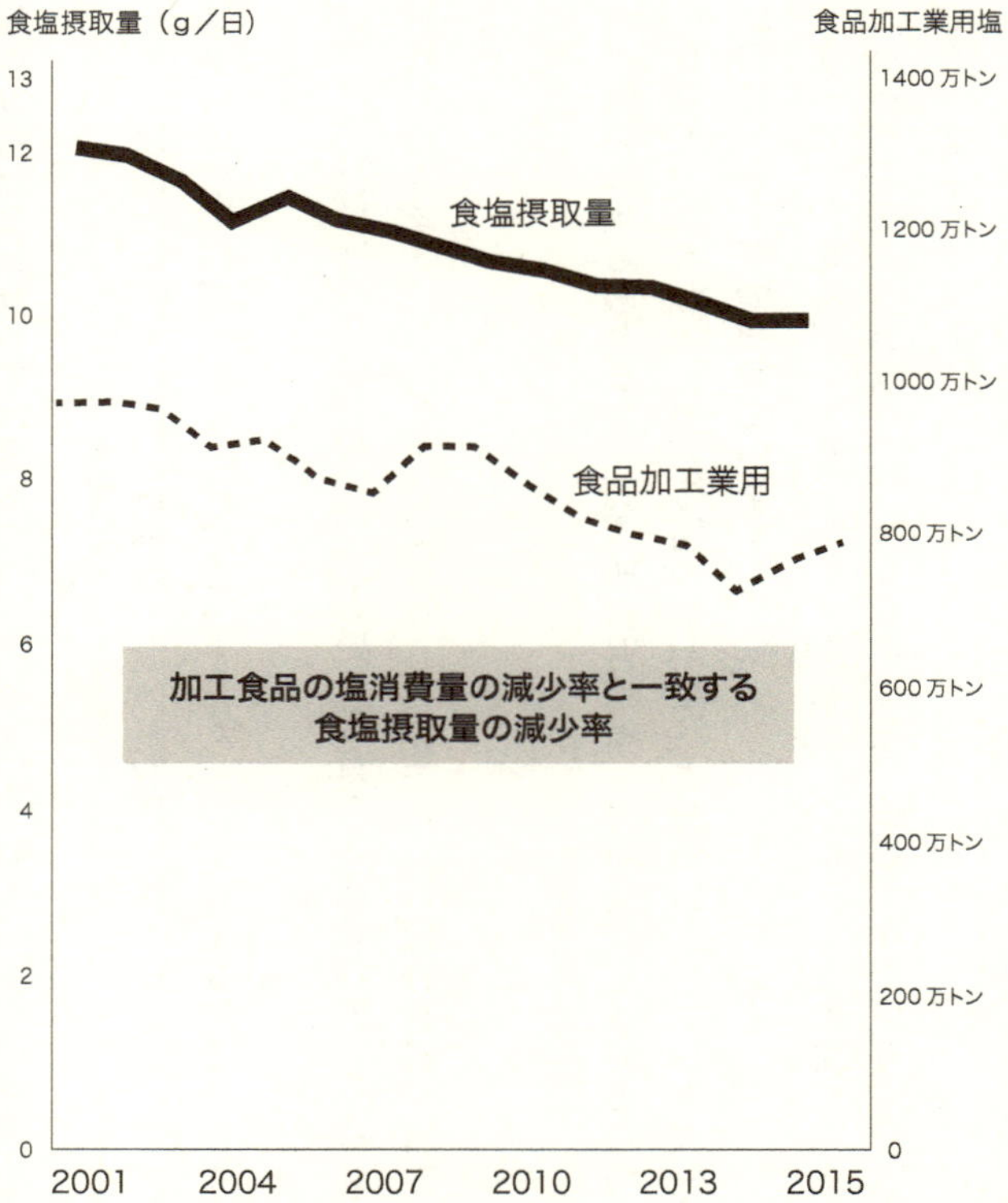

※厚生労働省・国民健康栄養調査、財務省・塩需給実績から作成。
www.mof.go.jp/tab_salt/reference/salt_result/data.htm

その象徴がトマトジュースです。昔はトマトジュースの多くが食塩入りでした。しかし、途中から低塩になり、現在の主力商品は、食塩無添加です。

店頭で何気なく買ったトマトジュースに食塩が含まれていると、取り除くことはできません。多くの人はそのまま飲んでしまうでしょう。

ですから、身の回りにあるトマトジュースをすべて食塩無添加に置き換えてしまえば、食塩の摂取量が減らせるのではないか、そんな環境を整えようとするのが0次予防です。

■塩分量を減らすシンプルな方法

海外でも環境を変えることによって塩分摂取量を減らす試みが始まっています。

たとえば、家庭で使う食塩の量を無理なく減らすための工夫の中で面白いのは、食塩の容器です。英語ではソルトシェーカーといいます。この容器の穴の数を工夫することで塩分量が減らせる、というのです。

塩が出る穴が17個あるものと、5個のもので比較する実験をしました。10秒振ったときの食塩の量は17個の穴の容器が約8グラム、5個の穴の容器は2・65グラムでした。なんと約67％も少なかったのです。このデータは論文になっています。

別の実験もあります。ある企業の社員食堂を利用したものです。この食堂では1日約2400食を提供しています。ここで10週間かけて、実験しました。テーブルに置かれた食卓塩の容器に穴の数の違うものを使ってみたのです。

穴のサイズを大・中・小の3種類つくり、10日ずつ容器をこっそり入れ替えました。社員たちはそのことを知りません。

そして、毎日、夜に、その容器から何グラムの食塩が消費されたのかを計るのです。食卓塩を使う社員の様子を見ていると、やはり、穴が大きい容器のほうが塩をかけている時間は短く、穴が小さい容器では時間が長くなる傾向にあったそうです。

では、トータルの量はどうなったか。

図表40の上のグラフに折れ線が3本あります。上から穴のサイズが大きいもの、中くらいのもの、小さいものです。線が食塩の消費量を表わします。トータルで見てみると、結果として穴が小さい容器のほうが食塩の消費量が少なかったという答えが出ました。

下のグラフは、穴のサイズによる食塩の消費量を比較したものです。穴が大きいほど食

図表40　食卓塩の容器の穴の大きさを変えてみたら……

約2400食／日の社員食堂にて

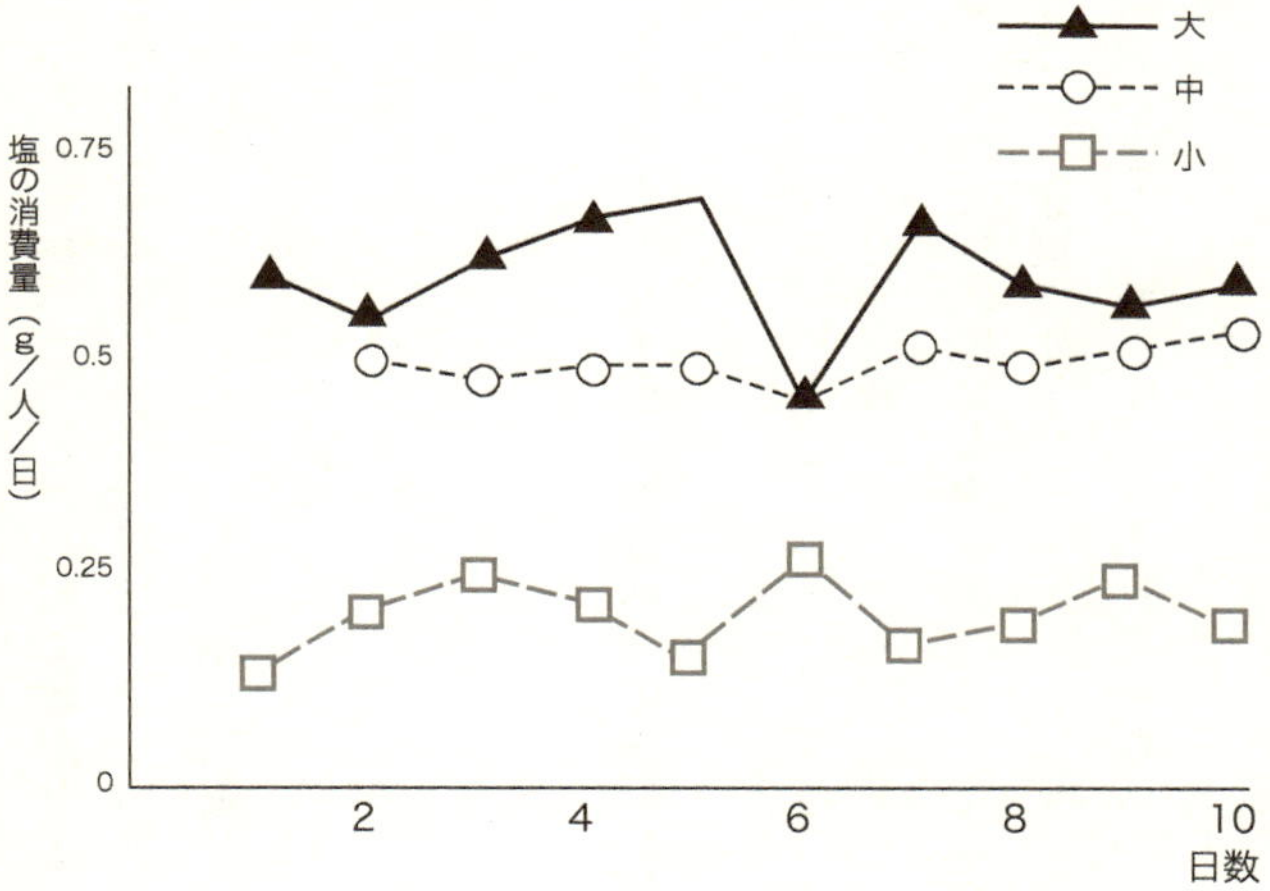

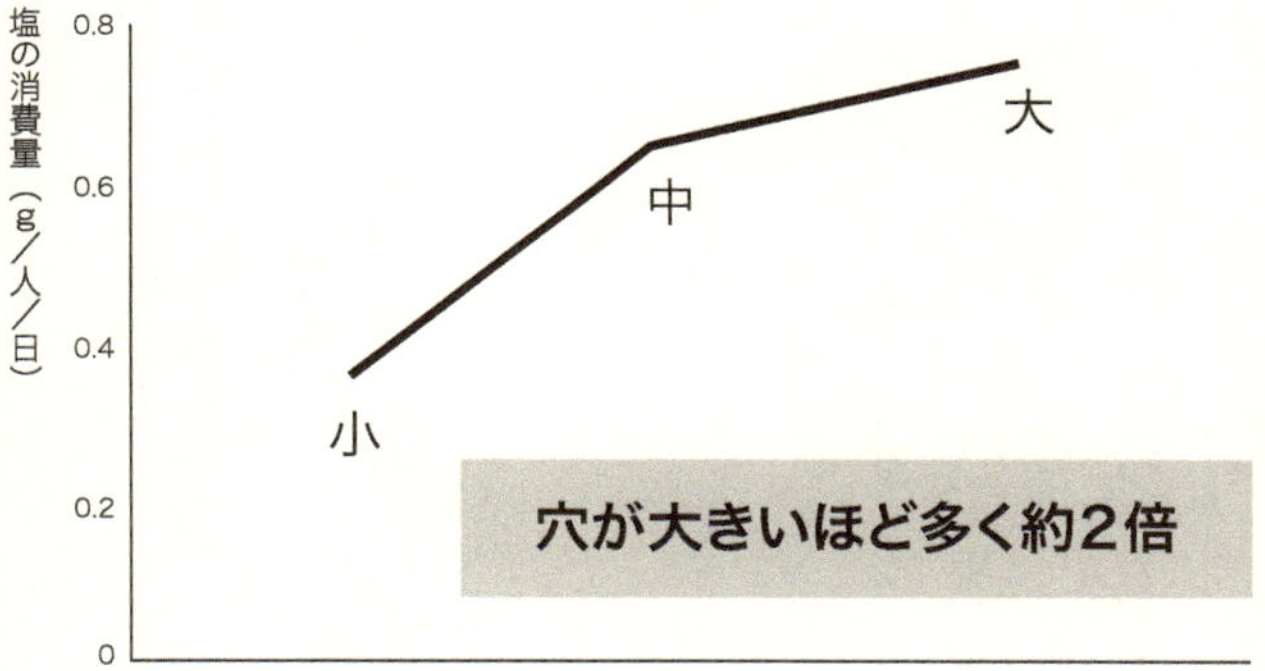

※The Effect of Manipulation of Salt Pot Hole Size on Table Salt Use
Food Quality and Preference　Volume 2, Issue 1, 1990, Pages 13-20
https://doi.org/10.1016/0950-3293(90)90026-Q から改変。

塩の消費量が大きかったことが一目でわかります。

対象となったのは同じ会社の同じ社員で10週間ですから、ほぼ同じ人たちのデータであると考えられます。この人たちの知識は10週間では変わっていません。

テーブルに置いてあった食塩の容器の穴の大きさという、環境要因によって食塩の消費量を半分に減らすことができたのです。このような新たな戦略をもっと研究し普及すべきだと思います。

■家庭で努力しなくても塩分が減らせる海外の研究

南アフリカの例も紹介しましょう。南アフリカでは、塩分摂取量を減らすために、2013年に法律が改正されました。まず、2013年に塩分摂取量を1割減らし、2016年と2019年に段階的に基準を厳しくしていく方法です。段階的に国民の塩分摂取量を減らそうという政策です。

塩分量をいきなり減らすと「あれ？　ちょっと薄味じゃないか」と気づく人が出てきます。

しかし、5％程度であれば、ほとんど気づかないという英国の研究があるそうです。だから本人が感じない程度に、徐々に減らしていくと、薄くなった味に慣れるので気づかないまま、塩分摂取量を減らすことができるというのです。

そんな研究を参考に徐々に減らせばわからないだろうと考えて、南アフリカの政策はできたようです。

消費者に気づかれずに、おいしく食べながら、塩分摂取量を減らせそうか、ある人がシチューの素で実験をしてみました。

お湯に溶かしてつくるシチューの素には、相当な塩分が入っています。その中に含まれている塩分を減らしたらどうかと考えたのです。

四つの年の基準に合わせたシチューの素でつくったシチューを食べてもらったわけです（2013年を起点に、そこから10％減、さらに減らした2016年、2019年の四つの年の基準に合わせたもの）。

おなかのすき具合でおいしさの感じ方は違うかもしれないので、まずは、「おなかがどれぐらいすいていますか」と聞くと、4群で差がなかったそうです。そして、食べ始めて1分が経過したとき、「いま食べているシチューはおいしいですか」と聞くと、やはり回

図表41　3種の減塩シチューの好み

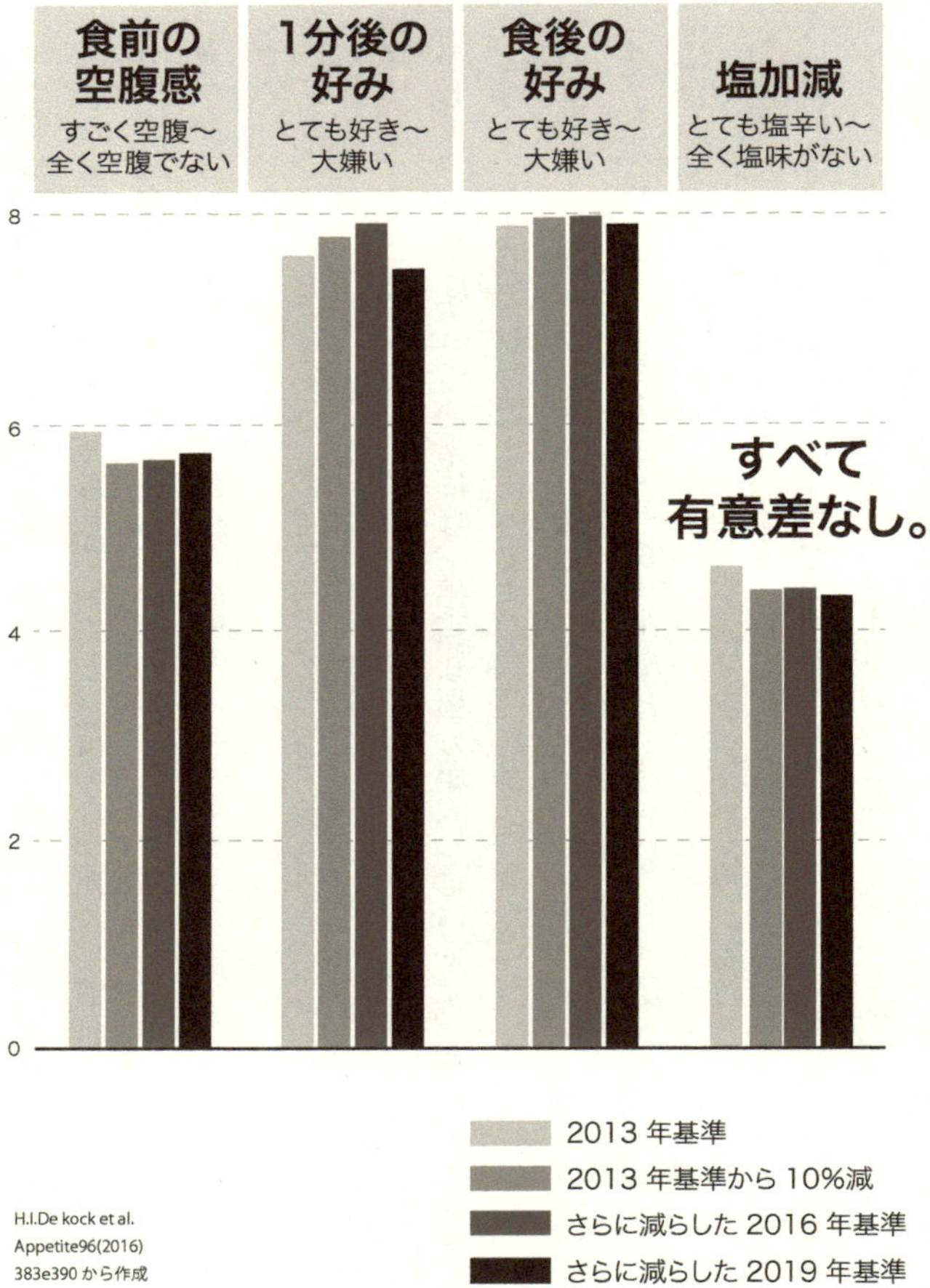

H.I.De kock et al.
Appetite96(2016)
383e390から作成

答の内容にまったく差がなかったのです。

最初は気づかなくても、全部食べると気づくかもしれないというので、食べ終わったところでも「どうですか」と聞いてみましたが、これも差がありませんでした。

さらに面白いのは、「あなたの食べたものは、しょっぱかったですか、減塩でしたか」と点数をつけてもらったのです。

すると、違いがわかっている人もいるようですがその差はわずかで、統計学的に見ると、誤差範囲のレベルです。

最も少ないものでは、塩分が従来より47%も少ない粉末だったそうです。ただ、実際にシチューをつくるときには、具材を入れます。たとえばチキンシチューであれば、鶏肉などが入りますので、できあがったもので塩分を調べると、47%減が34%減にとどまったそうです。

さらに、食事になれば、シチューとともにパンを食べたりしますから、それも考慮すると24%減にとどまりました。

欧州では、テーブルに塩の容器が置かれていて、薄味だったら自分でシチューに塩を追加できます。では、口に入った塩分量はどうなったのかも調べています。

図表42　3種の減塩シチューの食塩含有量

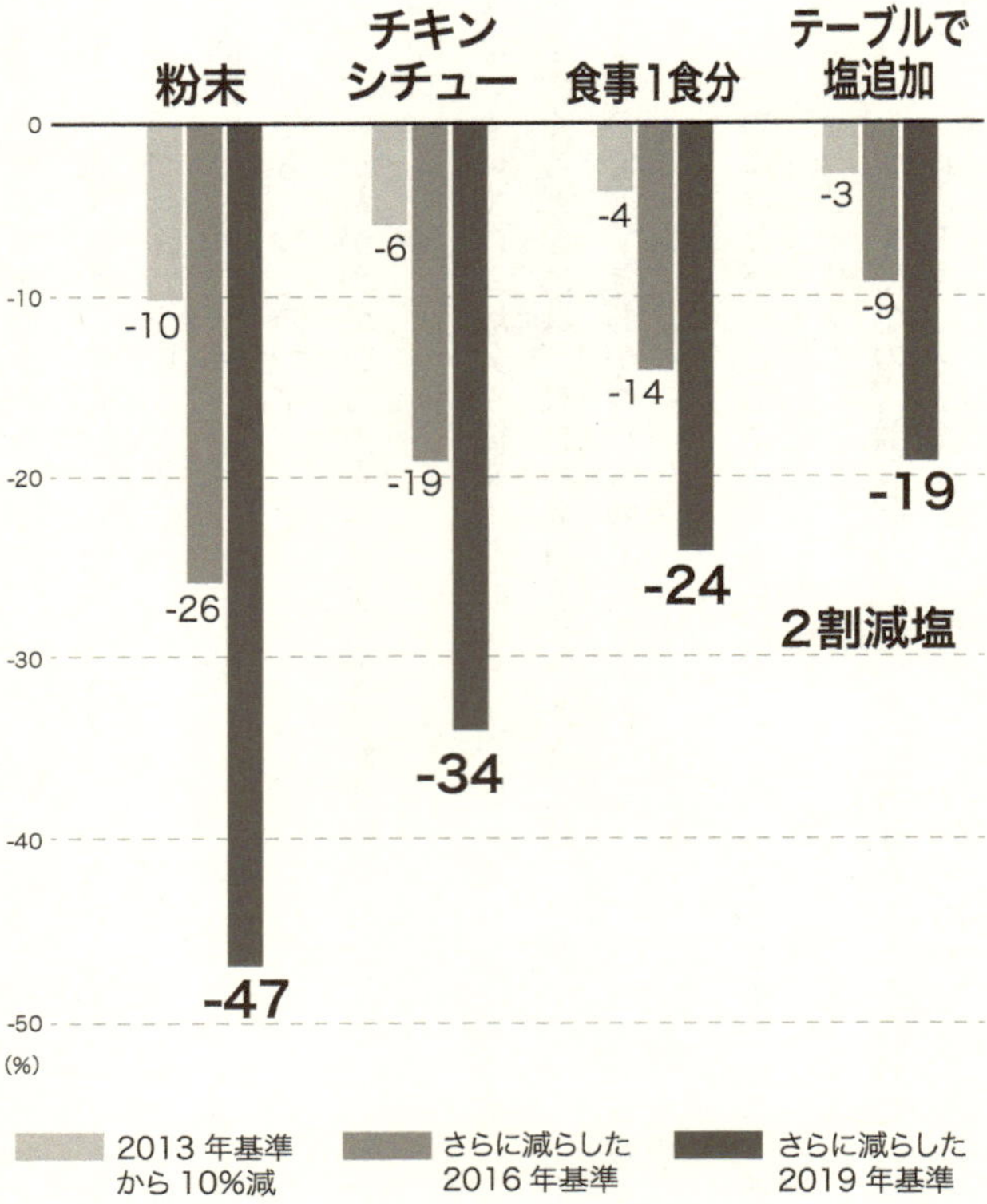

H.I.De kock et al.
Appetite96(2016)
383e390から作成

その結果によると、加工食品のシチューに入っている塩分量を減らしておけば、口から入る塩分を約２割減らすことができるとわかりました。

しかも、食べた人が薄味になったと気づかないまま、塩分量を減らすことができるのです。日本でもスーパーへ行って「今日はシチューにしよう」と考えたときに、食品メーカーが減塩にしておいてくれれば、家庭で調理の際に減塩を意識しなくても、塩分摂取量を２割減らすことができるのです。このような環境への介入を今後はもっと考えていくべきではないでしょうか。

■減塩みそを使ってもほとんどの人が気づかない

海外の例を紹介すると、「日本人の味覚は繊細だ、西洋人と一緒にするな」との意見もあるかもしれません。

そこで日本の研究も紹介しましょう。減塩みそと、減塩醤油《しょうゆ》を使ったものです。64人の参加者のうち半分は減塩みそと減塩醤油、残り半分には普通のみそと普通の醤油を使って６週間、実験をしました。すると６週間後には、減塩のものを使用した40歳以上の群で血圧が6ポイント下がっていたのです。

そして「あなたが使った醤油、みそは減塩だと思いますか？　普通だと思いますか？」と聞いたところ、本人たちは減塩に気づいていなかったそうです。

「減塩はおいしくない」とのイメージがありますが、果たしてそれがエビデンスに基づいたものなのかを検証する必要がありそうです。

日本では家庭で使う塩分を減らそうという教育がなされ今では常識になっていると言っても良いでしょう。今では、加工食品や中食・外食が増えているので、加工食品や調味料の製造段階や中食・外食での減塩のほうが効果的である可能性が高くなっています。

今後は減塩についても環境に着目した0次予防のアプローチがもっと検討されるべきではないのかと考えています。

■生鮮食品店の数が少ない地域に肥満児は多い

米国などでは肥満が大問題です。そこで肥満児がどこに多いかを調べました。すると、貧しい地域だったのです。**なぜなのかをさらに調べたところ、そういう地域には生鮮食料**

図表43　ニューヨーク市のFRESHのケース

ニューヨーク市のFRESH
(Food Retail Expansion to Support Health)

生鮮食料品の入手が難しい貧困地域に限定して、
生鮮食料品を置く売り場面積などの
条件を満たすスーパーに減税。

※https://www.nycedc.com/program/food-retail-expansion-support-health-fresh

品を売っている店が少ないことがわかりました。

地下鉄やバスを乗り継いでいかなければ、野菜を買えないのです。それでは食べる量が少なくなって当然です。そこで、ニューヨーク州は小売店が一定の面積以上を生鮮食料品の売り場にすると、減税が受けられる措置を導入しました。貧しい家庭の子どもたちも野菜や果物を食べやすい環境をつくることによって、肥満を減らそうという政策です。

■学校給食世代には野菜摂取格差がない

日本にも健康格差縮小の手がかりがあることがわかってきました。２０１０年に調査をした約10万人のうち2万人の高齢者に野菜摂取頻度と子どものころの生活程度を聞いて分析しました。

その結果、野菜・果物の摂取頻度が1日1回未満という望ましくない生活習慣を持っている人は、子どものころに貧しかった人たちで、高齢期になってからも36％も多いことがわかったのです。

子どものころに貧困にさらされると、高齢期の食習慣にまで悪影響を及ぼすのです。これをさまざまな形で分析する中で、不思議な現象を見つけました。

後期高齢者でその差が44％と大きくなるのです。しかし、前期高齢者には野菜・果物摂取という食習慣の格差がなかったのです。


その理由をさまざまなデータから読み解いて気づいたのが学校給食の普及の度合いによる違いの可能性です。日本では終戦後、学校給食が全国に普及しました。政府文書の中で、学校給食によって「食育効果を期待する」ことが明示されています。

さらに裏づけが必要ですが、もしかすると、後期高齢者世代は学校給食がなかった世代なので、家庭で親が出す食事がその人の生涯の食事のモデルになったのではないか。それに対して前期高齢者の世代は、学校給食を通じて、栄養士さんが作る給食を食べて、家では野菜や果物がほとんど出てこなくても、「これぐらい取るのが標準なんだ」ということを知る機会があった。そう考えると納得できます。

国全体のマクロレベルから、家庭や職場、学校のようなミクロレベル、さらには、それらの中間にあたる市町村レベルのメゾレベルまで、いろいろなレベルでできることがあります。生まれた家庭環境にかかわらず知らず知らずのうちに健康に過ごせる環境をつくる「０次予防」の取り組みを進めれば、健康格差も縮小できそうです。

図表44　子どもの貧困⇒
高齢期の野菜・果物摂取頻度が少ない

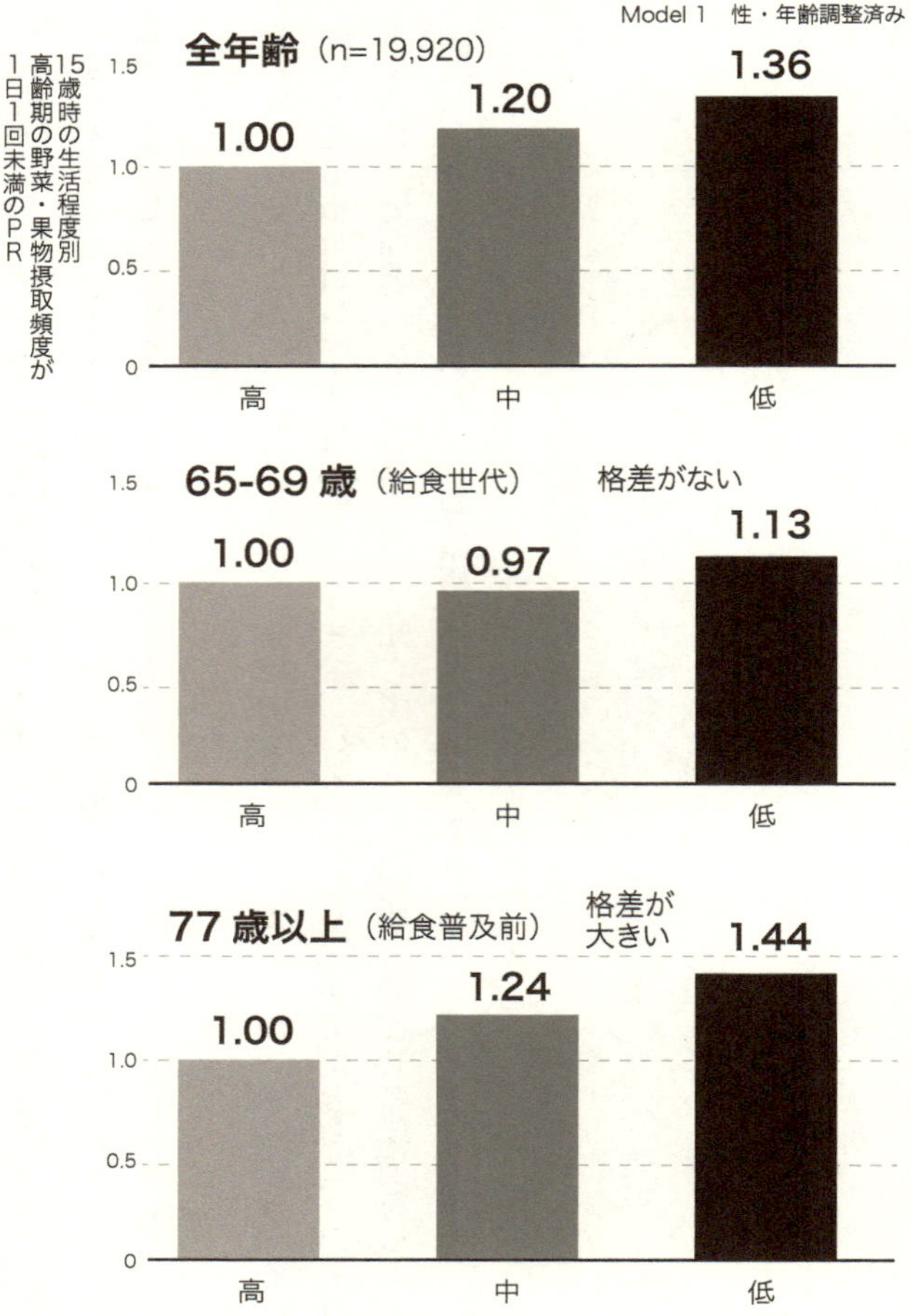

Yanagi N et al. Prev Med 106:130-136,2018 から作成

図表 45　対象者の層別化：

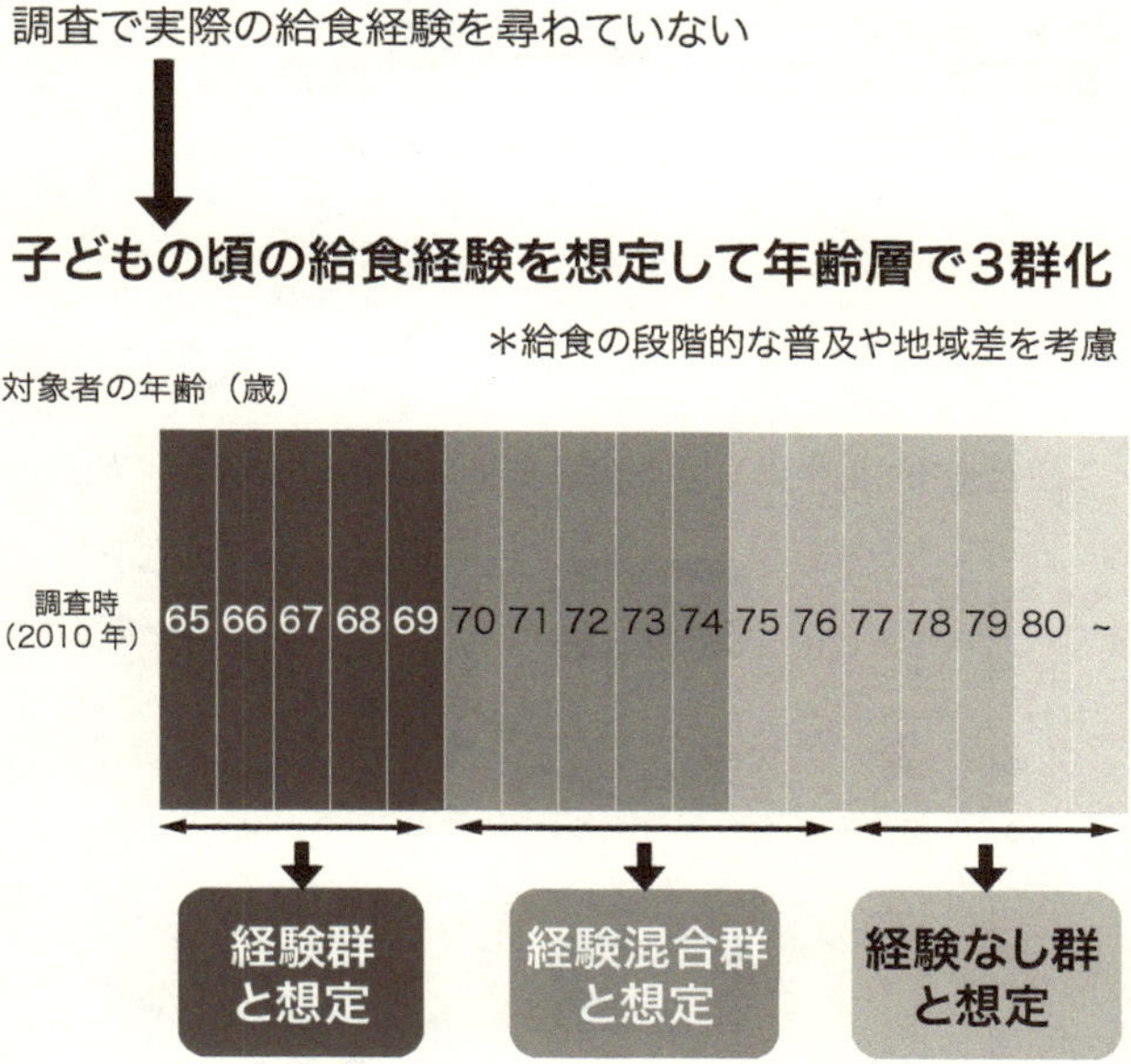
調査で実際の給食経験を尋ねていない
子どもの頃の給食経験を想定して年齢層で3群化
＊給食の段階的な普及や地域差を考慮
対象者の年齢（歳）
調査時
（2010 年）
65 66 67 68 69 70 71 72 73 74 75 76 77 78 79 80 ～
経験群
と想定
経験混合群
と想定
経験なし群
と想定

図表46　考察 日本の高齢者の子ども時代

戦中〜戦後の
食糧不足・栄養不足

→

戦後の
学校給食

教育的効果
- 栄養改善
- 栄養知識
- 衛生、作法、偏食矯正
- 家庭の食生活改善に寄与　等

（1946年　文部・厚生・農林三省次官通達による）

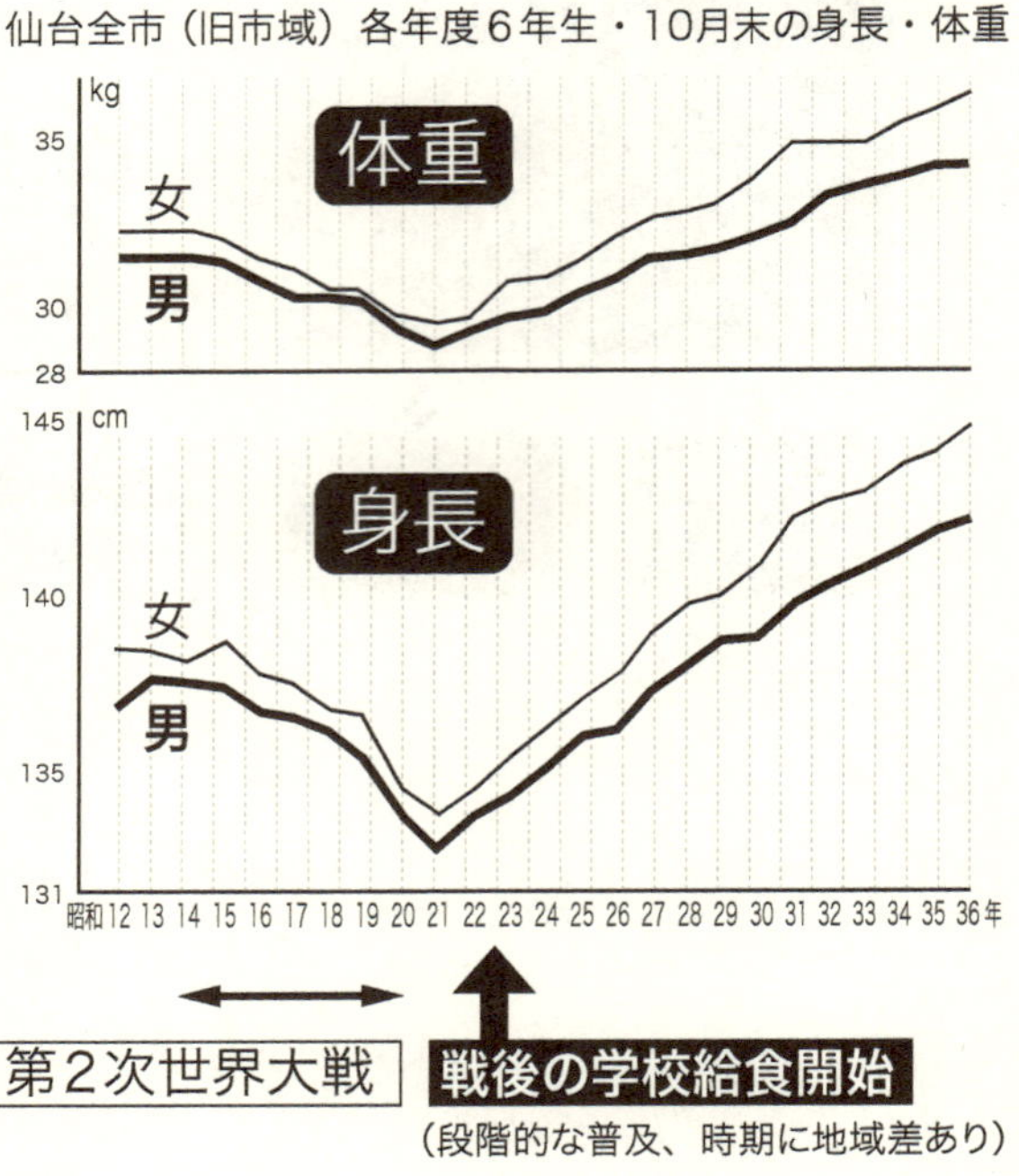

グラフ：「わが国の教育の現状」　文部科学省ホームページ

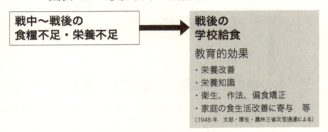

図表47　多様な健康格差対策群

レベル	介入対象	介入戦略例
マクロ	社会保障	社会保障の拡充(所得保障、医療の自己負担軽減など)
	税制度	累進課税や相続税などによる所得の再分配の強化
	労働・経済	失業対策、公共事業、雇用支援、非正規雇用者の保護
メゾ	地方自治体	地方分権支援、独自の保健医療福祉政策づくりなどの支援
	地域	安心・安全なまちづくり、運動できる環境づくり、ボランティア育成、ソーシャル・キャピタル醸成支援、コミュニティ政策などの支援
	職域・職場	長時間労働の規制、職業性ストレス緩和策
	学校	健康教育、給食、身体運動の機会、安心な居場所づくり
ミクロ	家庭	子育て支援、教育費用の軽減、住宅政策
	高齢者	閉じこもり対策、所得保障、雇用希望者の就労、社会参加
	労働者	職業訓練、就労支援、フリーター対策
	子ども	いじめ対策、引きこもり対策、教育保障
	個人	健康教育、禁煙支援、食生活・栄養改善

※近藤克則:『健康格差社会への処方箋』(2017)から作成。

●Column

酒を飲む人が多いまちには飲み屋が多い

「お酒はホドホドに」とか「歩くことは健康に良いので歩きましょう」「塩分は控えめに」と言われて、「エッ、知らなかった」という人が、いまの日本にどれほどいるでしょうか。

生活習慣病が増えるにつれて、健康教育に力が注がれてきました。健康を損なう「原因」である生活習慣に関する情報を提供して、健康づくりを進めようという戦略です。

しかし、その効果は、病気のない一般集団に対しては、ほとんどないことがわかってきました。理由の一つは、努力や我慢は長続きしないことです。生活習慣という「原因」の背景にある「原因の原因」にまで掘り下げる必要があるのです。

たとえば、健康を損なうほどお酒を飲む人が多い地域でフィールド調査をしてみると、飲み屋が多いことがわかります。お酒の自動販売機も多く、そこでは180ミリリットル入りに加えて、200ミリリットル入りや100ミリリットル入りのお酒も売っています。

つまり、そういう地域には、懐具合にかかわらずお酒を飲みやすい環境があります。その前を通るたびに心がゆれ動きます。一方、健康教育はできても数年に一度でしょう。飲みやすい環境を放置したまま、健康教育を強化しても効果は限られているでしょう。

第6章　健康格差を解消するための取り組み

■暮らすだけで知らない間に健康になるまちをつくる

日本の予防政策に、もっと0次予防の視点が必要であることは、すでに紹介してきました。その根本にあるのは、暮らしているだけで知らず知らずに健康になってしまう環境づくりをすべきだという構想です。

日本では現在、配食サービスが全国に広がっていますが、実は閉じこもりと孤食を助長するサービスになってしまっています。

であれば、コミュニティセンターに20食まとめて届けて、そこまで出かけていったら食べられるような仕組みにすれば、みんなで会話しながら食事ができるのではないでしょうか。

たとえば、第5章で紹介したテーブルの上に置いてある食卓塩の容器の穴の数も少なくして、あるいは一人でふらっと入っても、顔なじみの誰かと会話しながら野菜が豊富で減塩の食事をできるコミュニティレストランなどが考えられます。

そんな方法をもっと考えるべきではないかということが、少なくとも理念レベルでは打ち出され、今後は具体例を豊かにしていくフェーズに入っていくでしょう。

いままでは生活習慣病などといわれて、成人期の生活習慣が成人期の健康を決めると捉《とら》えられていました。しかし第3章で紹介したように子ども時代の影響があることや、環境が生活習慣に影響していることがわかってきているのですから。

■地域の課題を「見える化」する

すでに地域では環境を変えることに成功した事例が出始めています。次の段階としては、それを先進事例にとどめるのではなく、全国に広げていきたいと考えています。

そのための仕組みをつくろうと研究しています。そこで必要になるのは「見える化」です。現状を見えるようにして、課題を抽出して、他の先進地域の事例も「見える化」して、改善の手がかりを見つけるのです。そして、対策を講じたら、効果も「見える化」(検証)します。

このような一連の仕組みをつくろうと考え始めたのは8年ほど前になります。厚生労働省から助成を受けて「見える化」のシステムのプロトタイプを開発しました。

さまざまなデータがあっても数字だけではわかりにくいので、地図の上に載せて見ても

図表48　課題の「見える化」

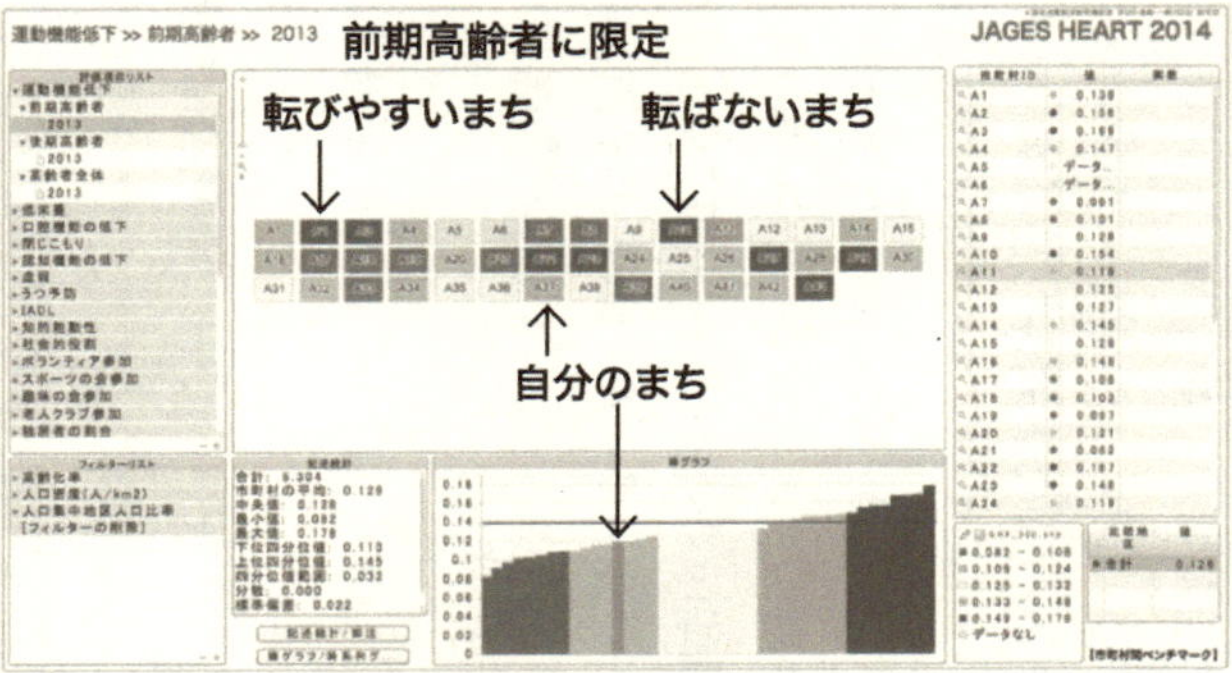

市町村間で転倒など運動機能低下者割合に2倍の差

✓ 指標は「前期高齢者」「後期高齢者」「高齢者全体」の中から、いずれかを選択する。

✓ 評価したい指標が、他の参加市町村や小地域と比較して、どれくらい多い(少ない)のか、相対的位置もわかる。

※JAGES HEART：Health Equity Assessment and Response Tool

らおうというものです。すると、多くの人が「私のところはどうだろう？」と気にするのです。

数字だけで見ているとあまり興味が湧きませんが、たとえば要介護や認知症のリスクが地域によって高いところから低いところまで、ばらつきが相当あり、3倍も多いまちがあると気づいたりします。それがわかると、政策のマネジメントがしやすくなります。

このシステムは、閣議決定された「介護・医療関連情報の『見える化』」のプロトタイプとして紹介され、その後、厚生労働省の地域包括ケア「『見える化』システム」の運用が始まっています。これは都道府県、市町村あるいは国民の誰でもが見られるものです。

たとえば、図表48は前期高齢者に絞って、転倒したことがあるなど運動機能が低下した人が多いまちから少ないまちへと順に並べたものです。その中で自分の住んでいるまちがどこに位置するのかを確認できるものを試作しました。

「転びやすいまち」は一つの指標ですが、指標は数十指標つくれます。図表49はある県の四つの市町で、前期高齢者に絞って比べています。すると同じ県内でも、運動機能低下者の割合やボランティア参加者の割合に相当なばらつきがあることがわかります。

地域間の健康格差が思いのほか大きいことがわかるのです。歯の残存数が少ない人が多

図表 49　ある県内の 4 市町村の小学校区間比較
前期高齢者

小地域間比較で特徴や課題を把握

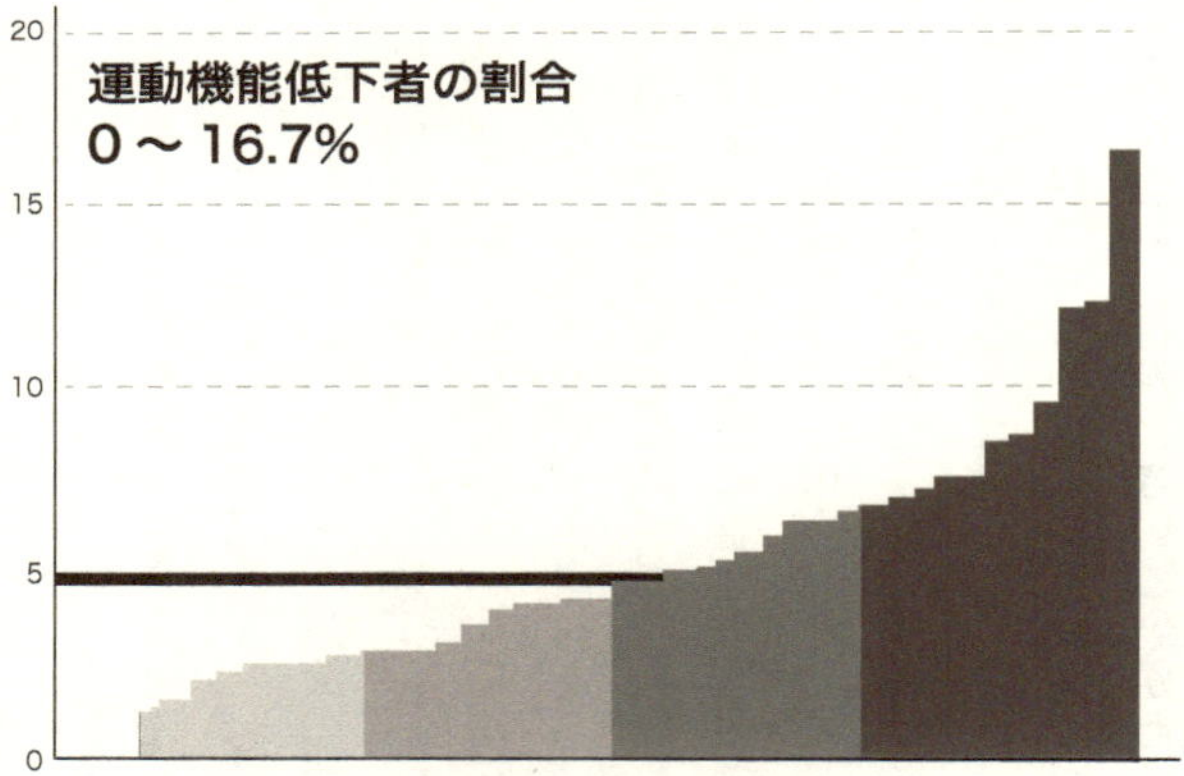

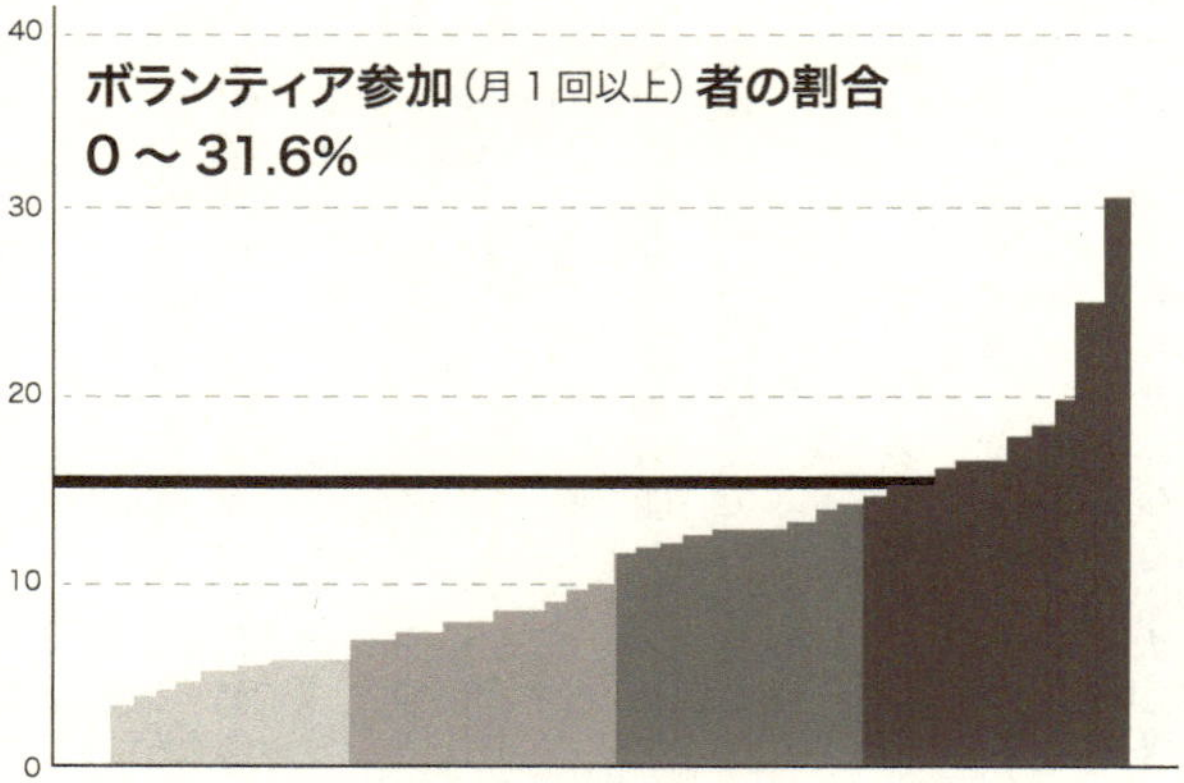

※JAGES HEART 2016

いまちもあれば物忘れがある人が多いまちもあります。まちによって抱えている課題は違うのです。たくさんの指標をチェックするのは面倒だとの声もあったので、市町村ごとに一覧表で示す地域診断書（図表50）のプロトタイプもつくりました。

健康診断を受診すると、結果が返ってきます。それと同じように自分のまちの健康度を見ることができるのです。

この地域診断書で自分のまちの課題を関係者が共有して、重点課題として取り組めば、大きな成果が期待できます。

次に見てもらうのは図表51のような図です。運動機能低下者が多いまち、少ないまちがあって、趣味の会の参加者が多いまちでは、運動機能低下者が少ないことがわかり、手がかりが得られます。「だったらみんなで趣味の会を増やして参加しよう」となります。

ここまでわかれば、住民が主体となって取り組むことができます。まずは、数カ所のモデル地域を立ち上げて、横に広げていく。さらに効果をしっかりと評価します。

繰り返し調査すれば3年ごとにどのくらい変化したかもわかります（図表52）。するとこのまちは6年前には平均よりも低かったけれど、年々ボランティアが増えて平均を追い越した、このまちはボランティア育成で成功した、などと比較的簡単に政策評価できるよ

図表50　地域診断書の見方

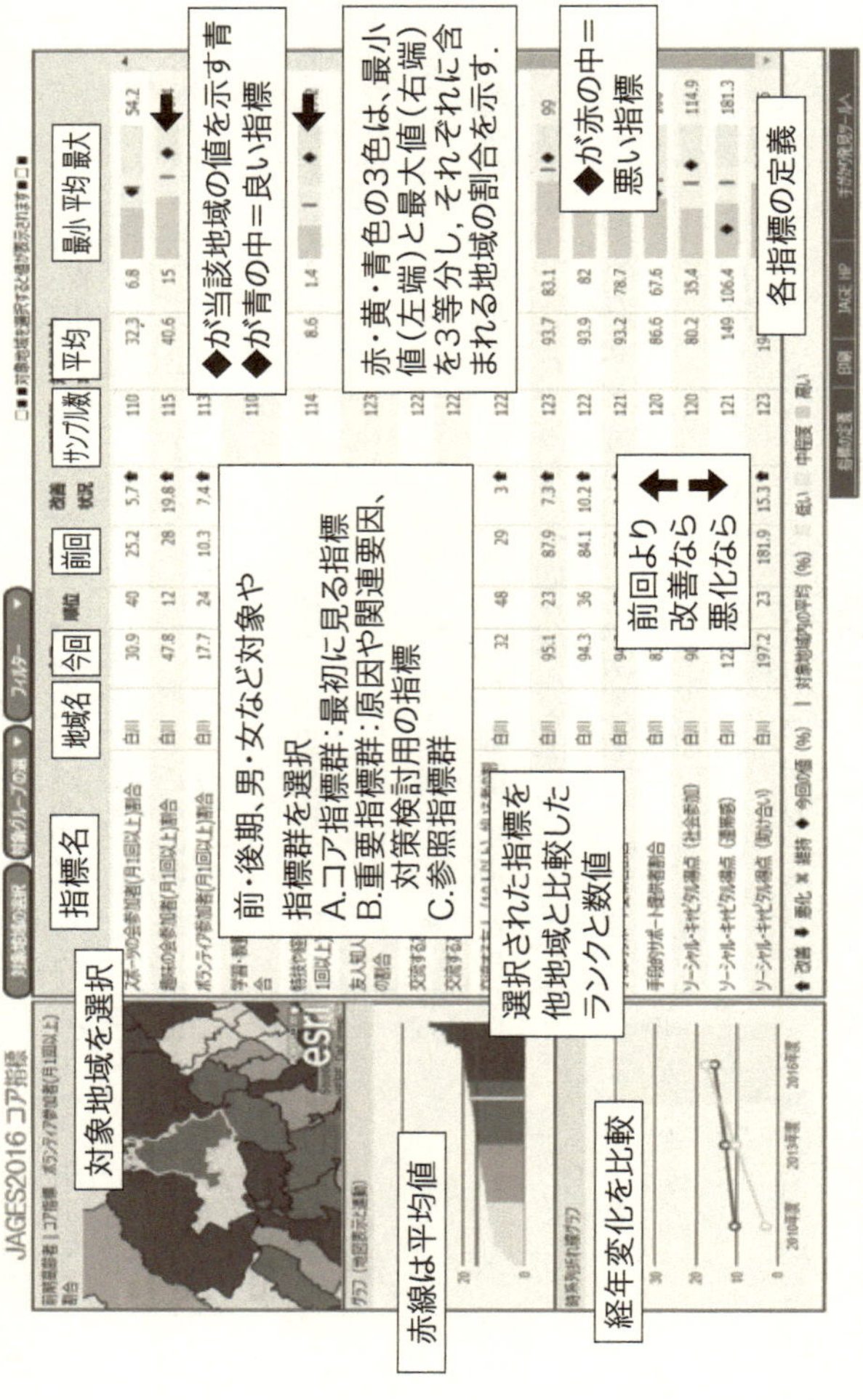

※JAGES HEART2016

図表51　手がかり発見ツールの見方

趣味の会参加割合が高い市町村で運動機能低下者は少ない

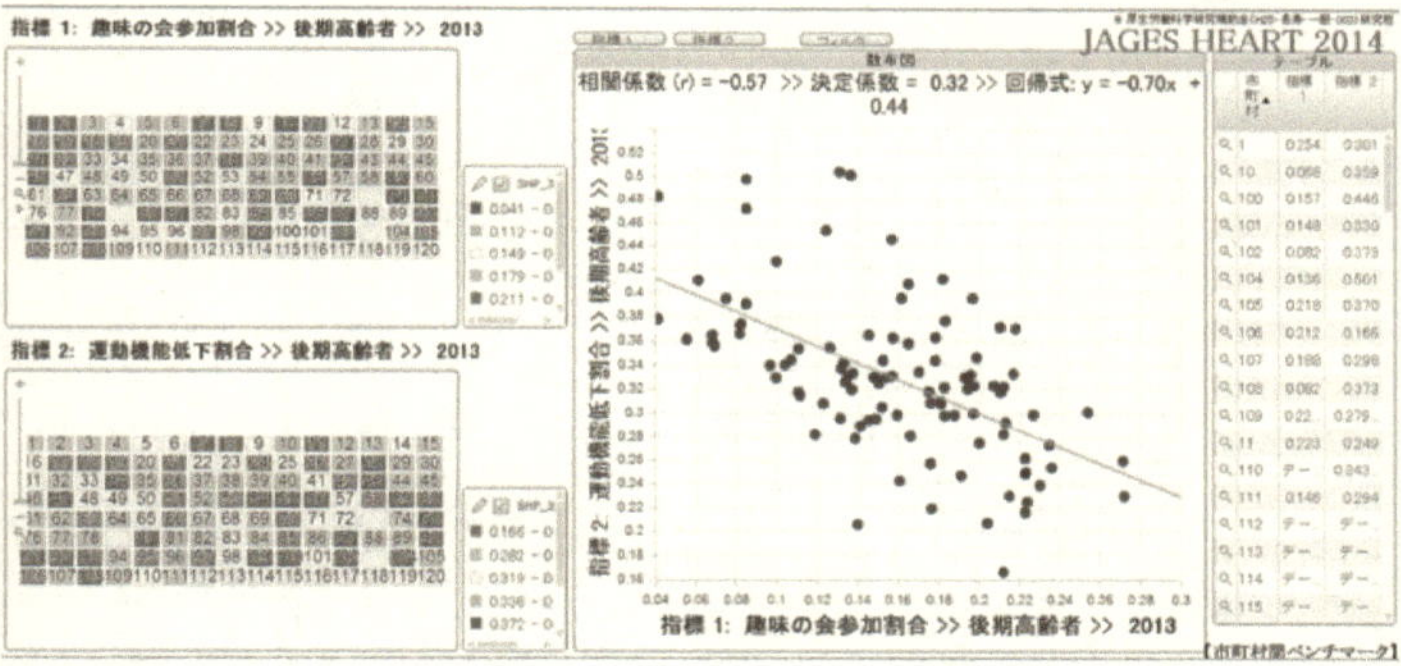

日常生活圏域ニーズ調査データを用いた分析支援（107市町村）

※JAGES HEART2014

うになります。こうして、努力した成果を確認できれば「私たちが頑張っているからだ」と喜びにつながります。これらを関係者で共有することが大事です。

たとえば、図表52は2016年JAGES調査に参加した40自治体の中で最もボランティアが多いまちはどこかを調べたものです。

実は昔からボランティアが多かったのではなく、6年前には後期高齢者の約8％しかボランティアをしている人がいませんでした。ところがこの6年間に約21％にまで、2倍以上に増えたまちがあることがわかりました。

このまちに行ってみれば、いったい何があったのかがわかるでしょう。見に行って他のまちで使えることを探して持って帰る。「見える化」の仕組みができることで、そんなことがやりやすくなると考えています。このようなことがこれまでは、見えていませんでした。このようなシステムによって「見える化」が進めば、「このまちは健康度が高くないから行動を起こさなければ」という人たちが現れるのです。

図表52　ボランティア増やしたA市

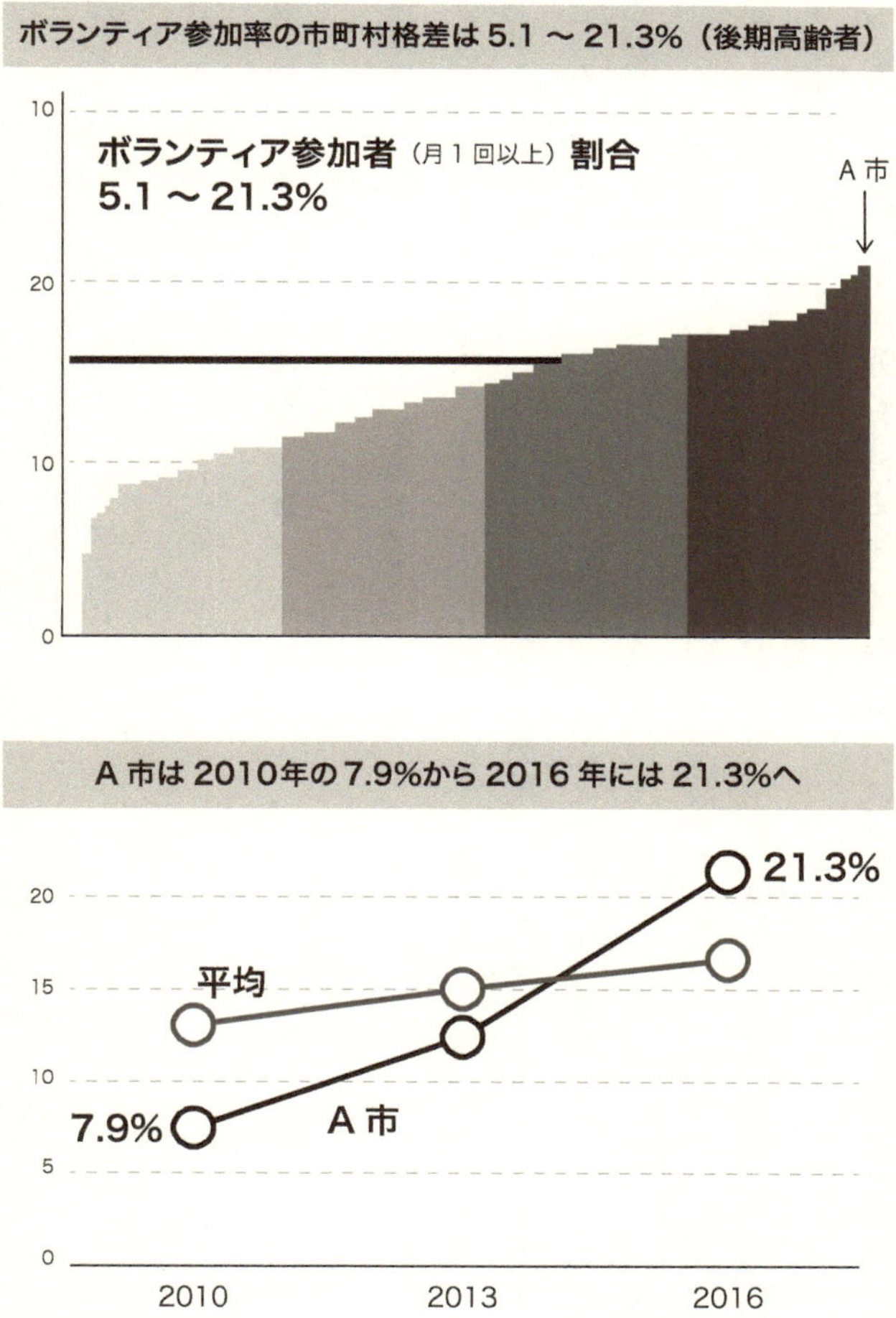

※JAGES HEART 2016

事例1●愛知県武豊町プロジェクト

■ボランティアを9倍にした方法とは

本書では社会的なつながりや参加が健康につながることを紹介してきました。しかし、つながりや参加が多い人はもともと外向的な人であって、内向的な人はつながりや参加が大事ですと言われても参加しないのではないか、との疑問も湧きます。歩くことが健康にいいという知識を提供しても、日本人の歩く量がどんどん減ってしまったように、わかっていても実践していない人がいる可能性があるからです。

そういった疑問は私も持っていました。その疑問を解決するには、いままでつながりの場、参加の場がなかった地域に新しく通いの場をつくって、果たして行動が変わるのかを確認する研究が必要です。

そんな方法を地域介入研究と呼びます。実践したのは愛知県武豊町《たけとよちょう》です。町との共同研究として、みんなで集まって、お茶を飲んだり、お菓子を食べながらしゃべったり、体操したり、趣味活動をしたり、子どもたちと交流したり、さまざまな取り組みができるサロンをいくつも開設しました。

環境を変えることで、実際に人々が出てくるようになるのか、そして出てきた人たちの健康状態がよくなるのかを確かめるためです。

この研究は12年前にスタートしました。最初に取り組んだのは、ボランティアを増やすことです。このプロジェクトを保健師さんに提案したとき「登録ボランティアが町には20人しかいないから、夢物語だ」と指摘されました。

それではと、調査結果の報告会をさせていただくことにしました。

武豊町では、数年前から追跡調査をしていました。高齢者のみなさんの協力によって、どういう生活をしている人が認知症になりやすいか、なりにくいかがわかってきたのです。その結果を協力いただいた町のみなさんに報告させてもらったのです。

3年間の追跡の結果、認知症になりにくい人と、なりやすい人の背景要因がわかりました。ボランティアをはじめとして、地域の会に参加している人が認知症になる確率を1と

図表53　ボランティア数9倍に

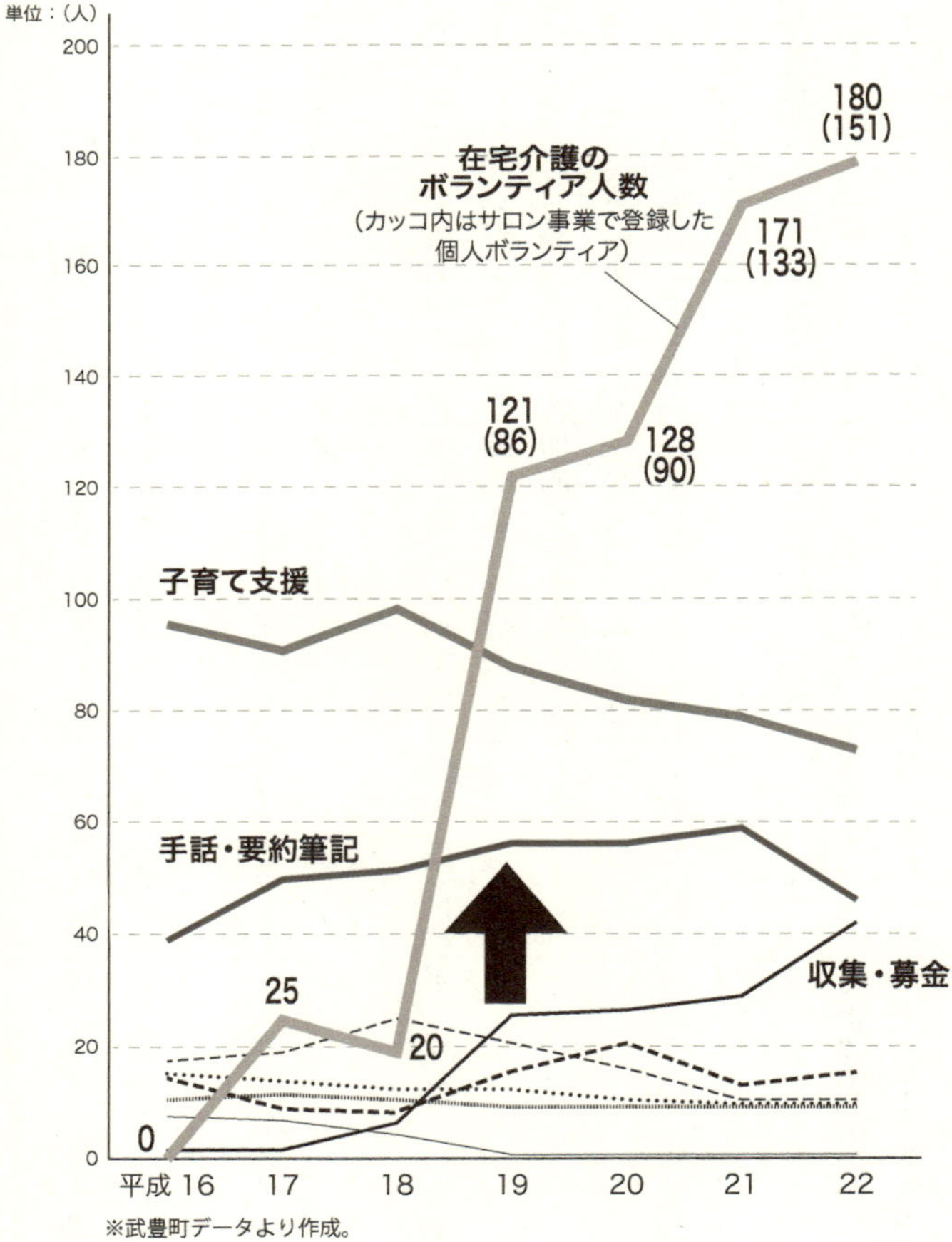

※武豊町データより作成。

した場合、参加していない人は2倍近く認知症になりやすいことを報告しました。

その上で、50～60人の参加者にこう聞いてみました。

「ところで、みなさんの中で認知症にはなりたくないっていう方は、どれぐらいいますか？」

ほとんどの人が手を挙げました。

「では、認知症にならないために、自分でもできることがあればやってもいいという人は？」

こちらもほとんどの人が手を挙げました。

「みなさんは幸運です。今度、町がボランティアを募ることになりました！」

その後、口コミも手伝って、ボランティアの数は数年で9倍に増えました。そのボランティアの人たちに集まっていただき、何をするかを話し合ってもらったのです。

■サロン参加者の要介護認定者数は半減

そのときに、「考えるのは面倒だから何をすればいいのか教えてほしい」との声もあり

ましたが、私も初めてのことなのでよくわかっていませんでした。そこで、

「みなさんが一生懸命考えてください」

「そうすれば、頭をいっぱい使うから、きっと認知症予防になります」

「会場の設営なども転ばないよう気をつけながらやれば、ちょうどいい運動になりますよ」

などと言って結果的にほとんどセルフサービスで準備してもらいました。

自分が企画する側に回ると、来る人を楽しませたいと、いろいろ企画を考えるようになります。「専門家を呼ぶとお金がかかるから、地域で探してみよう」とか、さまざまなアイデアも出てきました。

どこの地域にも一芸を持った人はいるものです。元は新聞記者だった人とか、元教員で川柳くらいなら教えられるとか、体操のインストラクターならできるとか、さまざまな人が見つかりました。あるいは地域にフラダンスのチームがあって、発表の場を探していることもわかったのです。

そうした人たちを招いて、毎回違うメニューでイベントができるようになりました。

週に1回くらい開催できませんかとお願いしてみたのですが、「準備が大変」と言われ、

月に1回から3回開催になりました。

一方で、ボランティアの人たちは毎週集まって、年間の企画を考えたり、次回の準備や打ち合わせをしています。

徐々に輪が広がり、保育園児、中学生、大学生との交流などもするようになっています。そんな活動によって、**最初は20人だったボランティアがいまでは３００人を超えています。**

そしてサロンには町の高齢者のおよそ1割が参加するようになったのです。この事例からもわかるようにうまく仕掛ければ人は動くのです。

武豊町は人口約4万人の町ですが、誰もが参加しやすいように、徒歩15分圏内にサロンを、と町内に13カ所つくりました。町の中央公民館で36回のイベントをするのではなく、12の小さなコミュニティセンターで3回ずつ開催しよう、そんなふうに発想を変えたら、前年に比べて参加者が6倍に増えました。近いことが大切なのです。

武豊町を含む、七つの市町の「通いの場」に来ている約３０００人に話を聞いてみました。通うようになった前後で何が変わったかを尋ねてみたのです。

すると**「健康意識が上がった」という人が8割に上りました。あるいは「幸せを感じる**

図表 54　サロン実参加者数 / ボランティア数 / 参加率の推移

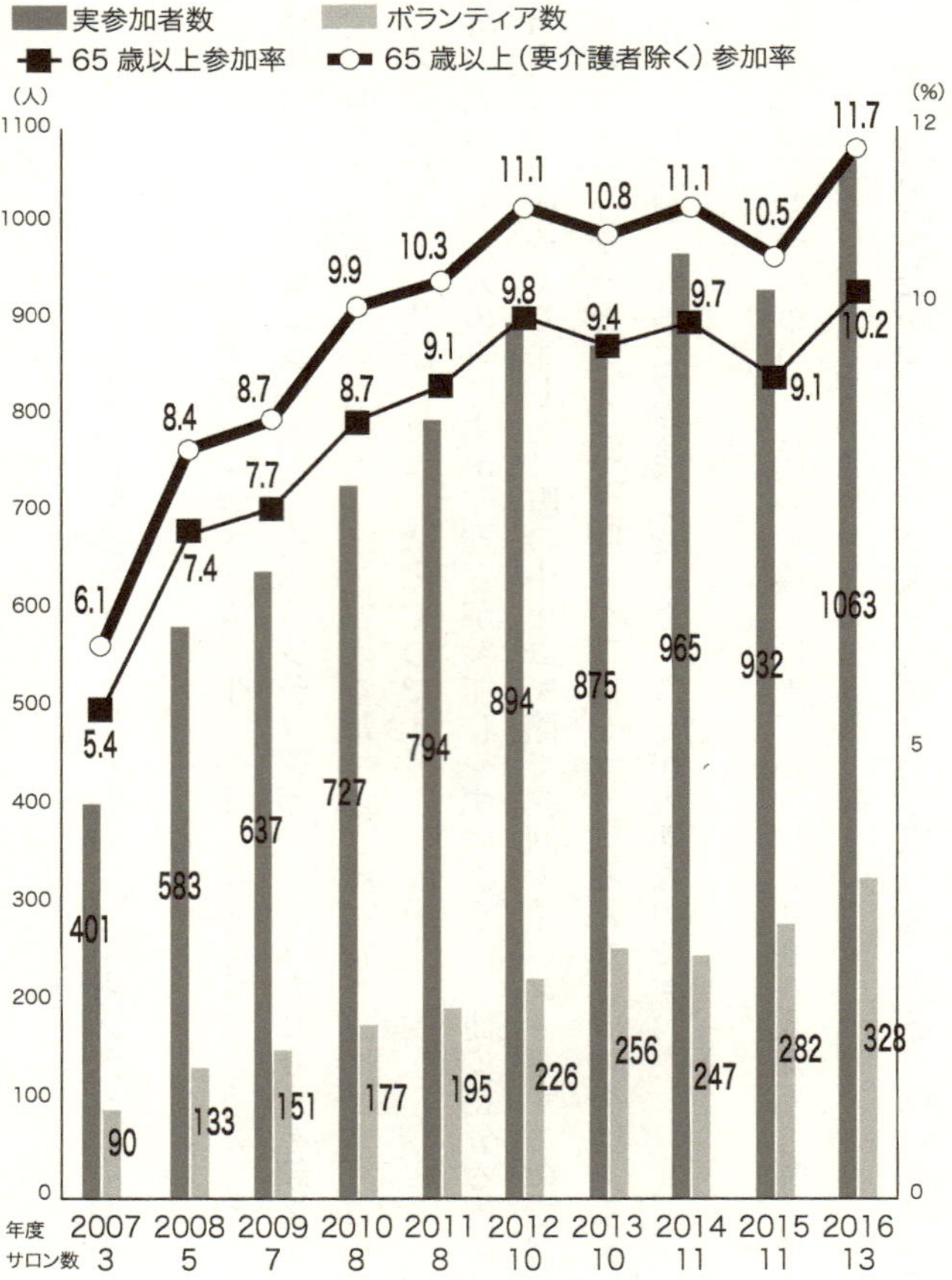

武豊町データより作成
竹田，2017

ようになった」という人も8割近くいたのです。

高齢者がよく行く場所には病院や診療所がありますが、行って幸せを感じるでしょうか。病院や診療所よりも交流の場に参加したほうが良いという人が多いのではないでしょうか。

事例2●千葉県松戸市プロジェクト

■人間関係が薄い都市部で通いの場は増やせるか？

社会参加は、健康長寿に良い。そのことを実証しようと、前述のように愛知県武豊町でボランティアを募り「サロン」と呼ぶ集いの場を増やす試みをしました。担い手は住民ボランティアで、それを行政が支援した形です。5年間追跡してみると、参加者の要介護認定率は非参加者のなんと半分でした。

そんな「通い（集い）の場」に、高齢者人口の1割以上が参加できるようにしたいと厚生労働省も言い出しました。高齢化のピーク時に1カ所平均20人として国全体で約20万カ所が必要との計算になります。それを実現できるかどうかの鍵《かぎ》を握るのは、これから高齢者が急増する都市部です。人間関係が薄いと言われる都市部で通いの場を増やすことは果たして可能なのでしょうか。

一方、都市には、専門スキルを持った退職者やＮＰＯ、事業者、企業など多くの資源があります。それらを生かした都市型の介護予防モデルができないか。そんな挑戦を、２０１６年度から東京に隣接する千葉県松戸《まつど》市との共同研究として始めました。

従来のボランティアは、お手伝い型や一芸披露型、見守り型や拠点運営型など、いわば直接支援が大半でした。しかし、人口約50万人の松戸市で言うと約５００カ所も通いの場が必要です。こんなに多数の拠点が必要になる都市では、プロによる間接支援が重要と考えました。

通いの場を企業の最前線にあたる営業所にたとえるなら、企画・広報などの専門部門や総務・人事など後方（間接）支援をする本社機能が必要ではないかと考えたのです。一つは「プロボノ」と呼ばれる社会的・公共的な目的のために、職業上のスキルや専門的知識・経験を生かすボランティアを退職者や企業・事業者にも担ってもらえないか。ＮＰＯや事業所、企業にも応援してもらえないか。そして研究者が介護予防の効果などを評価し、マネジメントサイクルを回す支援をする。そんな都市型モデルです。

まず、要介護認定を受けていない高齢者から無作為抽出した８０００人を対象に「健康とくらしの調査」を実施しました。同封したボランティア意向調査票には、５７２人が記名して参加の意向を表明してくれました。

その人たちや事業者向けの説明会をしたのが２０１７年2月。社会参加による介護予防効果を説明しプロボノや本社機能を担う退職者、企業・事業者を募集しました。参加できなかった人にも特設サイトに動画も載せて呼びかけました。

期待と不安が入り交じる中で開いた4回のワークショップには、延べ２２９人が参加してくれました。全国調査でボランティアの３人のうち2人は女性という報告があります。しかし、そこに集まったボランティアの6割は男性でした。プロボノや本社機能に関心を持ち、担ってもよいと考えてくれる人たちが潜在的にはいることが確認できました。

ＮＰＯを含む協力事業者・企業も20を超え、連携事例も生まれました。取り組みを振り返り、可能性と課題を探るシンポを２０１８年2月11日に開催し、7月27日には暑気払い、9月22日にはボランティアの交流会を行いました。目標から見ると、まだまだ道のりが遠いのは事実です。しかし、社会的課題の解決や地域に貢献する意思がある人や事業者は少なくないことはわかりました。きっかけや仕組みがあれば、きっと広がっていくと手応えを感じています。

おわりに

私の研究の原動力の一つは、日本の社会保障、いや社会の持続可能性への危機感です。人口減少社会に突入し、生産年齢人口が減り続ける一方で、医療・介護を多く必要とする75歳以上の高齢者人口が2015年比で2030年までに4割増えるからです。従来の延長線上の考え方で乗り切れるとは思えません。

従来の社会保障は、病気で仕事を失うという事故が起きてから、貧困に陥るのを防ごうという「事後防貧」の考え方でした。世界初の社会保険として疾病保険がドイツに導入されたのは135年も前の1883年です。社会が超高齢人口減少社会へと大きく変わるとき、いままでになかった「新しい社会保障」が必要です。

「新しい社会保障」の中心は、事故が起きてから対応するのではなく、潜在的なパワー(力)を引き出せるように、環境も改善して、事故そのものが起きないようにする「0次予防」です。第3章で紹介したように、子どもの貧困は高齢期の認知症リスクまで高めます。そのことがわかってきたのですから、子どもの貧困をなくし、一人ひとりの能力を引き出す。そのことで、働き手の数は減っても、より多くの富を生み出せるようにする。高齢者の力も引き出し、就労する人や社会貢献する人を増やせば、疾病や要介護状態を予防できるのです。そうすれば介護離職する子世代も減って、社会保障財源の担い手も増えるはずです。全世代の力を引き出せる社会環境をつくる「０次予防」や「長生きできるまちづくり」で、医療や介護のニーズを減らし、一方で財源やサービスの担い手を増やすのです。それらが夢物語ではないことを、紹介してきたＪＡＧＥＳの調査結果から感じていただけたでしょうか。まだ足りないという方は、ＪＡＧＥＳのサイト（https://www.jages.net/）や参考文献でご紹介している研究成果を是非ご覧ください。

「長生きできるまち」「健康長寿社会」を目指す「０次予防」には、行政、ボランティア、メディア、民間事業者、そして研究機関など多様な部門が協力する集合的な力「コレクティブ・インパクト」が必要です。これは、異なる部門が、共通のゴールを掲げ、社会的課題の解決に取り組むアプローチです。単独の組織や個人に比べ、時間はかかりますが、より大きな力を発揮します。

それを成功させるための条件の一つは、関係者に共有された評価システムです。

今後は、ビッグデータや人工知能（ＡＩ）なども駆使して、学術的な立場から評価検証し、その結果を関係者が共有できるように「見える化」する必要が高まるはずです。

誰が、それを担い、次世代を育成すればいいのでしょうか。それは行政、ボランティアでも、メディア、企業でもありません。最も得意なのは、研究者、学術団体でしょう。しかし、研究者個人では無理ですし、それを担う学術団体もありませんでした。

そこで、約20年間の任意団体「日本老年学的評価研究（JAGES）」の実績を基に、一般社団法人「日本老年学的評価研究機構」を2018年1月に発足させました。

さっそく厚生労働省から事業を受託し、市町村へのコンサルティング、メディアや企業との共同研究などが始まっています。その一端は、2018年10月13日放送予定のNHKスペシャルでご紹介いただきます。コレクティブ・インパクト時代の幕開けです。

今後も学術的な立場から健康長寿、地域共生社会づくりに貢献していきます。この社会的課題の解決に向け、一緒にチャレンジしてくださる方々を歓迎します。

2018年9月吉日

近藤克則

主要参考文献

●近藤克則『健康格差社会―何が心と健康を蝕むのか』（医学書院、２００５年）
●近藤克則『「健康格差社会」を生き抜く』（朝日新聞出版社、２０１０年）
●近藤克則『健康格差社会への処方箋』（医学書院、２０１７年）

近藤克則（こんどう・かつのり）
1983年千葉大学医学部卒業。東京大学医学部附属病院リハビリテーション部医員、船橋二和（ふたわ）病院リハビリテーション科科長などを経て、1997年日本福祉大学助教授。University of Kent at Canterbury（イギリス）客員研究員（2000〜2001年）、日本福祉大学教授を経て、2014年から千葉大学教授。2016年から国立長寿医療研究センター老年学・社会科学研究センター老年学評価研究部長。一般社団法人 日本老年学的評価研究（JAGES）機構 代表理事。著書『健康格差社会――何が心と健康を蝕むのか』（医学書院）で社会政策学会賞（奨励賞）受賞。
JAGES（日本老年学的評価研究）（https://www.jages.net/）

長《なが》生《い》きできる町《まち》

近藤克則《こんどうかつのり》

2018 年 10 月 10 日　初版発行
2023 年 12 月 30 日　7 版発行

◆◇◇

発行者　山下直久
発　行　株式会社KADOKAWA
〒 102-8177　東京都千代田区富士見 2-13-3
電話　0570-002-301（ナビダイヤル）

編集協力　ウイット
装 丁 者　緒方修一（ラーフイン・ワークショップ）
ロゴデザイン　good design company
オビデザイン　Zapp!　白金正之
印 刷 所　株式会社KADOKAWA
製 本 所　株式会社KADOKAWA

角川新書
　ISBN978-4-04-082223-5 C0247

KADOKAWAの新書 好評既刊

フランス外人部隊
その実体と兵士たちの横顔

野田 力

今日、自分は死ぬかもしれない――。内戦の続くコートジボワールで著者は死を覚悟したという。その名の通り、主に外国籍の兵士で構成されるフランス外人部隊。6年半、在籍した日本人がその経験を余すところなく書く。

強がらない。

心屋仁之助

「わたしはこれができません」「こんなことをやらかしました」……で、なにか？――まるで丸腰で戦場を歩いているかのような感覚。でも、それは自分のなかにずっとあったもの。カッコ悪くて、ありのまま。強がらない生き方のススメ。

いい加減くらいが丁度いい

池田清彦

70歳を過ぎ、定年を迎え、今や立派な老人になったからこそ分かる「言ってはいけない本当のこと」を直言。世の欺瞞に流されず、毎日をダマシダマシ生きるための、ものの見方や考え方のヒントを伝える、池田流「人生の処方箋」。

親鸞と聖徳太子

島田裕巳

日本で一番信者数の多い浄土真宗。宗祖・親鸞の浄土教信仰は法然を師とするが、親鸞の非僧非俗の生き方のモデルは聖徳太子にあった。親鸞が残した和讃や妻・恵信尼の手紙などから、浄土真宗の源流には聖徳太子の存在があることを読み解いていく。

日本型組織の病を考える

村木厚子

財務省の公文書改竄から日大アメフト事件まで、なぜ同じような不祥事が繰り返されるのか？　かつて検察による冤罪に巻き込まれ、その後、厚生労働事務次官まで務めたからこそわかった日本型組織の病の本質とは。

KADOKAWAの新書 好評既刊

使ってはいけない集団的自衛権
菊池英博

朝鮮半島外交、米中関係などを見誤り、時代遅れの外交政策で孤立する日本。しかし、「でっち上げ」の国難で破滅の道へと向かう現政権。その最たるものが集団的自衛権の行使だ。日本再生のために採るべき策とは？

決定版　部下を伸ばす
佐々木常夫

「働き方改革」の一方で、成果を厳しく問われるという、組織の中間管理職の受難の時代。ますます多様化する部下の力を十二分に発揮させ、部下の意欲を引き出すための方法を余すところなく解説する。

ネットカルマ
邪悪なバーチャル世界からの脱出

佐々木　閑

現代、インターネットの出現が、ネットカルマとも呼ぶべき新たな苦しみを生み出しつつある。仏教研究者が、ブッダの智恵を手がかりに、ネットの怖さを克服しながら生きるすべを探る。

衣笠祥雄　最後のシーズン
山際淳司

2018年に亡くなったプロ野球界の往年のヒーローである衣笠祥雄と星野仙一。彼らと同時代に生き、信頼も厚かった作家は、昭和のレジェンドたちをどう描いてきたのか。山際淳司が遺したプロ野球短編傑作選。

日本人のための軍事学
橋爪大三郎
折木良一

武力とは？　軍とは？　安全保障の基礎を徹底的に考え抜くことで、目前の国際情勢までもが一気に読み解ける。自衛隊元最高幹部の折木氏と橋爪氏の対話のなかで浮かび上がる、日本人がどうしても知らなければいけない新しい「教養」。